移されない　移さない！
在宅・施設介護スタッフ必須！

ケアワーク・スキルアップ⑤

感染症衛生管理の知識と心構え

立教大学教授・服部メディカル研究所所長
服部万里子／著

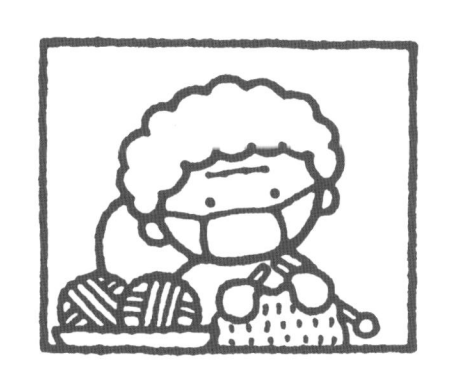

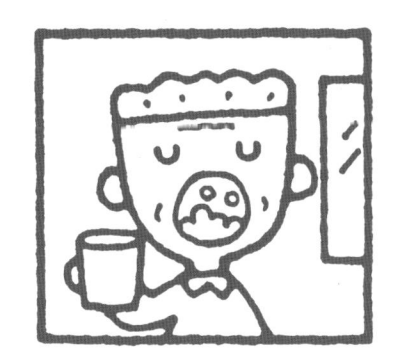

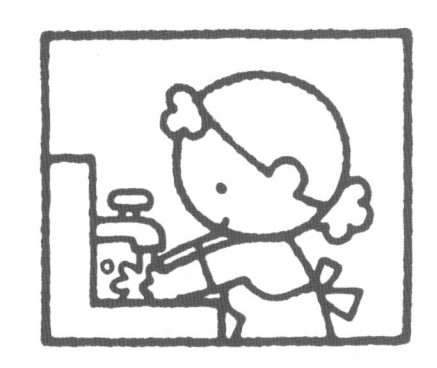

ひかりのくに

はじめに

立教大学講師・服部メディカル研究所所長
服部万里子

　介護保険法の施行を基点に高齢者介護サービスは多様に広がり、在宅介護や施設介護分野に重度介護を必要とする人が増えています。

　従来、医療機関では「感染予防」がリスクマネジメントの基本に位置づけられてきました。感染予防対策委員会の設置やそのためのメンバーの配置、教育や対策がとられてきました。

　しかし、介護保険では利用者の73％が、居宅で介護サービスを受けています。このような在宅における、実現可能で、効果的な感染予防を進めることは急務の課題です。

　また、介護施設では重度や終末期の入所者のケアが増加しており、今後の介護療養型医療施設の廃止・凍結の動向から見ても、重度者を介護老人保健施設や特定施設、グループホーム・在宅などでケアする機会が増加することは明らかです。

　本書はこのような社会のニーズに即して、分かりやすく、実行可能な感染予防対策を中心にまとめました。ぜひご利用・ご活用いただき、効果的な感染予防を行なっていただければと思います。ご意見、アドバイスなどもお待ちしています。なお、執筆にあたり、分担して行なっていただいた服部メディカル研究所・伊藤将子さんに、心から感謝いたします。

用語集（本書に登場する用語群）

- ●医療チューブ…医療目的で気管、鼻腔、尿道など身体に装着、留置などしている管状の医療器具
- ●ウイルスマーカー…感染した人が体の中で作り出した抗体などを血中から検出する方法
- ●ELISA（エライザ）…抗体（免疫体）検査方法の一種
- ●悪心（オシン）…嘔吐したいと切迫した不快な気分のこと
- ●咳嗽（ガイソウ）…せきのこと
- ●喀痰（カクタン）…痰を吐くこと。また、吐いた痰のこと
- ●角膜びらん（カクマクビラン）…眼球表面の組織が傷ついてはがれている状態
- ●菌血症（キンケッショウ）…病原菌が血液中に検出される状態
- ●カテーテル…体液や尿を排出させたり薬液を注入したりする細い管状の医療器具のこと／尿道カテーテル…尿を排出させたり薬液を注入したりする細い管状の医療器具のこと
- ●感冒症状（カンボウショウジョウ）…くしゃみ・鼻水・発熱・倦怠感などの症状を示す急性の呼吸器疾患
- ●クロマトグラフィー法…検査方法の一種。移動速度の大小によって各成分を分離する方法
- ●交差感染（コウサカンセン）…人から人に直接的、または間接的に感染すること
- ●湿潤影（シツジュンエイ）…病変がレントゲン上で影状になって写し出されること
- ●褥瘡（ジョクソウ）…長時間の圧迫のため、骨の突出部の皮膚や皮下組織が壊死（えし）に陥った状態。床ずれのこと
- ●腎盂腎炎（ジンウジンエン）…細菌が、尿管をさかのぼって腎臓の腎盂に侵入し炎症を起こす病気
- ●迅速診断（ジンソクシンダン）…すぐに診断結果が分かる検査方法のこと
- ●髄膜炎（ズイマクエン）…脳や脊髄にある髄膜に炎症が起こる病気
- ●清拭消毒（セイシキショウドク）…消毒薬を用いて拭いて消毒を行なうこと
- ●穿刺液（センシエキ）…血液以外の胸水、腹水、髄液及び関節液のこと
- ●創傷（ソウショウ）…皮膚などに生じた傷のこと
- ●二次感染…ある感染症に続いて別の感染症にかかること
- ●任意接種…予防接種を受けるか受けないかを、本人または保護者が判断すること
- ●膿瘍（ノウヨウ）…化膿性の炎症において、膿（うみ）がたまった状態
- ●敗血症（ハイケッショウ）…感染症が全身に影響を及ぼしている状態
- ●曝露（バクロ）…化学物質や物理的刺激などに生体がさらされること。曝露した量のうち、その吸収率の量だけが身体の中に取り込まれる
- ●バンコマイシン…MRSAに代表されるペニシリン耐性菌感染症の治療薬として用いられる注射薬
- ●不活化ワクチン…菌体・ウイルスを処理して感染性を失わせたものを材料に調整されたワクチン
- ●腹膜透析（フクマクトウセキ）…カテーテルをお腹の中の空間（腹腔）に挿入して、腎臓の代わり血液をきれいにする治療法
- ●発赤疹（ホッセキシン）…皮膚や粘膜に現れる色や形の病的変化
- ●命令入所（メイレイニュウショ）…入院の必要性がある場合に都道府県知事が命ずること
- ●溶連菌（ヨウレンキン）…「溶血性連鎖球菌」の略。細菌の一種
- ●予後（ヨゴ）…病気・手術などの経過または終末について、医学的に予測すること

本書の特長

　昨今、介護サービスを巡って感染症による死亡事故などが相次ぐ中で、感染予防の重要性がクローズアップされています。
　そこで本書では、介護サービスを行なう上で欠かせない、基本的な知識と心構えを、ポイントを押さえながら提示しています。
　具体的な内容としては、主な事故のもととなる感染症例、手洗いなどの行ない方から、実際の介護者から寄せられた介護の際の悩みに対する回答などを、それぞれ章を立てて説明しています。

本書の使い方

　本書では"真に利用者の健康と安全を考えられる介護者"になるための指針として、章ごとに基本的な知識・心構えをまとめています。
　基本的には自分の興味のある箇所から読み進めてください。序章から順番に「基本的な心構え」「感染症の事例」などを押さえるのも、また、第3章に掲載している「介護スタッフの悩みに対する答え～Q&A～」から、現実として今抱えている悩みから解決していくなどし、本書に親しむのもよいでしょう。
　自分にとって不足気味だと感じる知識や技術をカバーするための書として気になる章を重点的に読む、また介護者として知識・技術を復習する意味で全体的に目を通すなど、さまざまな活用の仕方が可能な構成となっています。

感染予防にあたって、まずは…

　感染予防は情報入手がキーポイントです。発生した場合は市町村に情報提供するなど、連絡を密にしましょう。

目次 contents

【序章　介護スタッフとしての基本の心構え5か条】

■介護スタッフとしての基本の心構え5か条……………………………………………6

- ●介護スタッフとしての基本の心構え5か条①
  介護スタッフ自身の健康管理が感染予防の第一歩…………………………………7
- ●介護スタッフとしての基本の心構え5か条②
  利用者に感染させないためには、消毒が効果的………………………………………8
- ●介護スタッフとしての基本の心構え5か条③
  おむつ交換は使い捨て手袋を使用してお互いを感染から守りましょう……………9
- ●介護スタッフとしての基本の心構え5か条④
  全ての利用者に「標準予防策」を行ないましょう……………………………………10
- ●介護スタッフとしての基本の心構え5か条⑤
  介護スタッフの自覚と責任感が大事……………………………………………………11

【第1章　介護現場における感染症例】

■介護現場における感染症例……………………………………………………………12

- ●疥癬……………………………………………………………………14
- ●日和見感染①　MRSA…………………………………………16
- ●日和見感染②　緑膿菌…………………………………………18
- ●肺炎……………………………………………………………………20
- ●インフルエンザ…………………………………………………22
- ●肺結核…………………………………………………………………24
- ●食中毒①　O-157～腸管出血性大腸菌～……………………26
- ●食中毒②　サルモネラ…………………………………………28
- ●食中毒③　ノロウイルス………………………………………30
- ●肝炎～ウイルス性肝炎～………………………………………32
- ●HIV～ヒト免疫不全ウイルス～………………………………34
- ●流行性角結膜炎…………………………………………………36
- ●白癬……………………………………………………………………38

【第2章　感染予防のポイント】

■感染予防のポイント……………………………………………………………………40

- ●手洗いの基本………………………………………………………42
- ●うがいについて…………………………………………………44

- ●おむつについて……………………………………………………………………………45
- ●血液・嘔吐物・創傷は素手で触らない………………………………………………46
- ●手指消毒について…………………………………………………………………………47
- ●接触感染を防ぐポイント…………………………………………………………………48
- ●消毒薬について……………………………………………………………………………49

【第3章　介護スタッフの悩みに対する答え～Q&A～】

■介護スタッフの悩みに対する答え～Q&A～……………………………………………50
- ●介護スタッフの悩み①
  ケアを行なう時に感染予防のための用品を使用したいが、利用者様やご家族の目が気になって…　…52
- ●介護スタッフの悩み②
  ケアを行なう際に感染予防のための用品を使用したいが、利用者様が気分を害されないような「声かけ」を知りたい…54
- ●介護スタッフの悩み③
  利用者様の病気を悪化させないためにも、感染症を早期発見できるようになりたいが…　…56
- ●介護スタッフの悩み④
  利用者様の感染の徴候を記録として残しておきたいが、その記載方法とは…？　……………58
- ●介護スタッフの悩み⑤　利用者様ご本人ではなく、ご家族が病原菌を保持している場合には…　…60
- ●介護スタッフの悩み⑥
  感染予防のための、エプロン・マスク・使い捨て手袋などの用品とは…？　………………62
- ●介護スタッフの悩み⑦　尿道カテーテルを使用している人に対しての注意点とは…？　……64
- ●介護スタッフの悩み⑧　入浴介助時の感染予防とは…？　………………………………66
- ●介護スタッフの悩み⑨
  感染を予防するため、利用者様宅の掃除での注意点とは…？　また、環境整備についての注意点とは…？　…68
- ●介護スタッフの悩み⑩
  個人情報保護法の問題が心配です。特に気をつけるべき点を教えてください……………69

【付録　感染予防のさまざまな調査結果・研究報告・情報】

- ●感染予防のさまざまな調査結果・研究報告・情報①「手洗い実験の実施とその結果」………70
- ●感染予防のさまざまな調査結果・研究報告・情報②「介護職の健康診断について」…………76
- ●感染予防のさまざまな調査結果・研究報告・情報③「感染時の対応法と関係機関への報告」…77
- ●感染予防のさまざまな調査結果・研究報告・情報④「障害保険への加入」……………………78
- ●参考文献……………………………………………………………………………………79

本文イラスト／松本奈緒美・レイアウト.編集協力／堤谷孝人、堤谷千尋・企画編集／安藤憲志

序章 介護スタッフとしての基本の心構え5か条

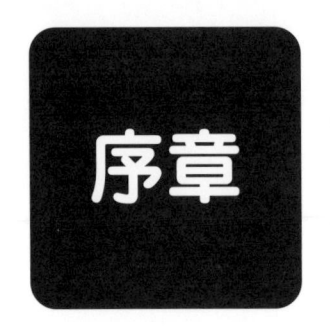

● 「感染予防」は誰のために行なうもの?

　医療がこれだけ発達し、上下水道やゴミの管理、清掃や入浴など「清潔好き」と言われる日本人ですが、毎年感染症で亡くなる人が後を絶ちません。

　特に病状が重篤で抵抗力の弱い利用者や高齢者が、その犠牲になることが増えています。

　施設内では利用者の人数が多いため、感染症が発生すると適切な感染予防対策を行なわなければ「集団発生」につながることもあります。

　また、在宅でのケアでは個人の状況はさまざまですし、感染に関する情報が事前に入手できているとは限りません。知らず知らずのうちに介護スタッフの手指を介して病原菌が他の利用者に移るのも問題です。また、介護スタッフ自身が感染から身を守るためにも感染予防は大切です。

　感染予防は、利用者・介護スタッフともに、健全・安全な介護サービスを行なうために欠かせない事柄・考え方なのです。

● 「介護スタッフとしての基本の心構え5か条」

　すでに厚生労働省は、平成11年4月に「感染症の予防及び感染症の患者に対する医療に関する法律」(感染症法)を施行し、感染症の届け出、対策がとられるなど総合的な取り組みを行なっています。

　感染予防は、今や、介護サービスにおいては必須だといえます。

　次頁から、まずは介護スタッフとしての基本的な心構えとして、5か条を挙げてみました。それぞれについて見ていき、自分の介護スタッフとしての気持ちの持ち方を見直してみましょう。

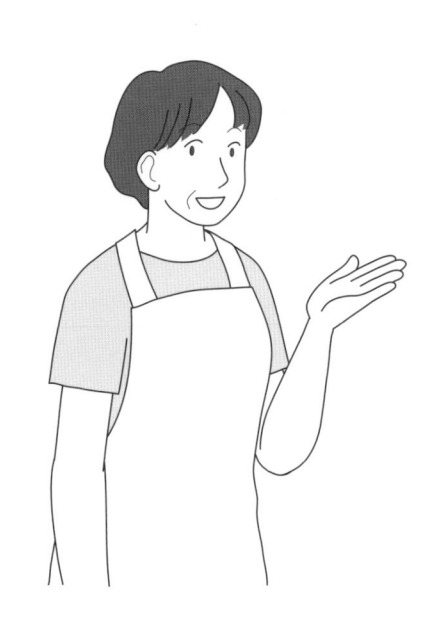

介護スタッフとしての基本の心構え5か条

① 介護スタッフ自身の健康管理が感染予防の第一歩

　介護スタッフも一人の人間です。夜更かしや、お酒の飲みすぎなども時にはあります。しかし翌日に介護の仕事が控えている場合には、適度な運動や十分な睡眠で体調を整えることが大切です。休日には好きな映画や音楽、時には自然にも触れて心身の疲れをリセットしましょう。

　感染予防の基本は手洗い・うがいを行なうことです。ケアの前後、仕事の終了時、帰宅後などには必ず行ない、日頃から健康管理を行なうよう心がけましょう。それが感染予防へとつながるのです。

介護スタッフ自身が健康であるべき！

ケア前後の手洗い・うがいを！

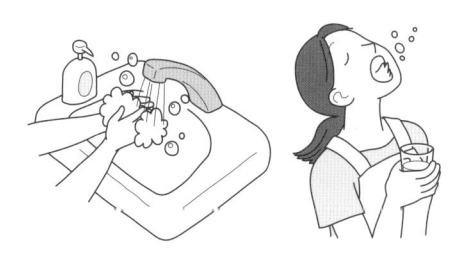

十分な睡眠を！

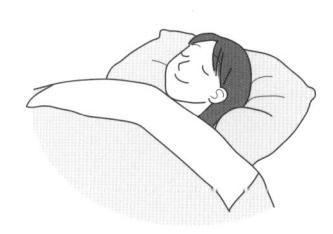

休日は、自然の中で散歩をしたり音楽を聴くなど、リラックスを！

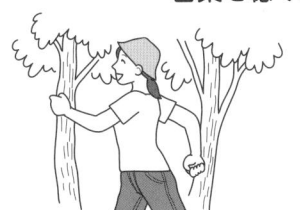

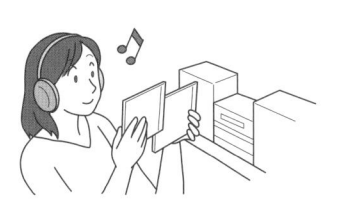

介護スタッフとしての基本の心構え5か条

② 利用者に感染させないためには、消毒が効果的

　感染症は、介護スタッフの手を介して、一人の利用者から他の利用者に病原菌が移されて発症することが多くあります。清潔なように見えても、汚れを落とすことと、病原菌を排除することとは異なります。

　社団法人長寿社会文化協会の実験では、せっけんを使用して流水で手洗いをするよりも、消毒を使用する方が効果が得られました。せっけんを使用して流水で手洗いを行なった場合には、手洗いをする前より雑菌の量が減ることは明らかですが、目に見えない雑菌や、雑菌の量が多い場合には残ることがあります。

　日常的な手洗いの敢行は基本として行ない、直接介助で肌に触れたり、呼吸器や点滴、尿道カテーテル、腹膜透析などの医療器具を装着している利用者の介助には、消毒液を使用することをお勧めします。

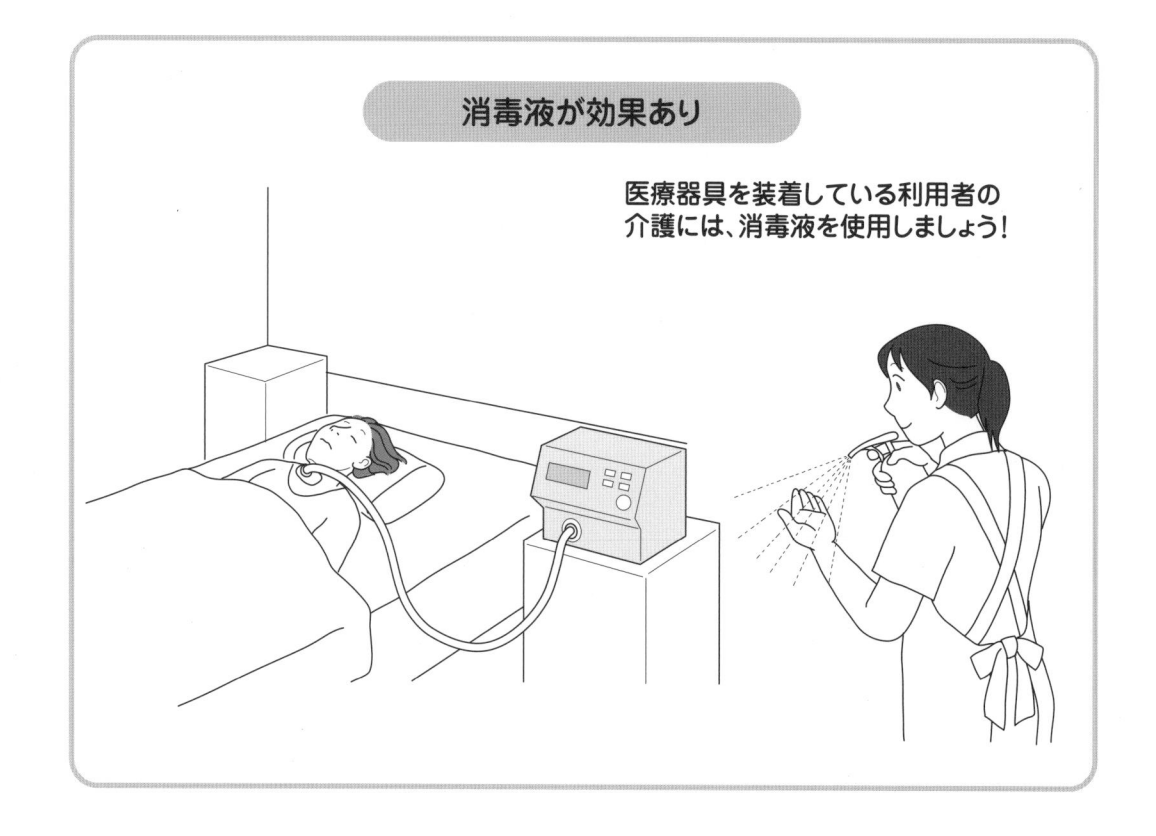

消毒液が効果あり

医療器具を装着している利用者の介護には、消毒液を使用しましょう！

介護スタッフとしての基本の心構え5か条

③ おむつ交換は使い捨て手袋を使用して お互いを感染から守りましょう

　排尿と排便は人間が生きている証しです。尿は本来無菌ですが、尿道カテーテルが入っていたり、尿路感染があると、溶連菌や黄色ブドウ球菌など、発熱の原因になる病原菌が含まれることが少なくありません。また、便には病原大腸菌や腎盂腎炎（じんうじんえん）の原因になるCNS（コアグラーゼ陰性ブドウ球菌）が含まれることが少なくありません。時には血液や粘液が便に混じり、緑膿菌などが排出されることもあります。使い捨て手袋は介護スタッフの感染予防には欠かせません。一人一人の介助ごとに手袋を交換することが原則です。

　手袋の着用には費用の問題と、「汚いものを扱うようにされたくない」という心理的抵抗感があります。これは入所時や在宅のサービス開始前に、責任者から「相互の感染を予防する目的」をしっかり説明し了解を得てから実行しましょう。

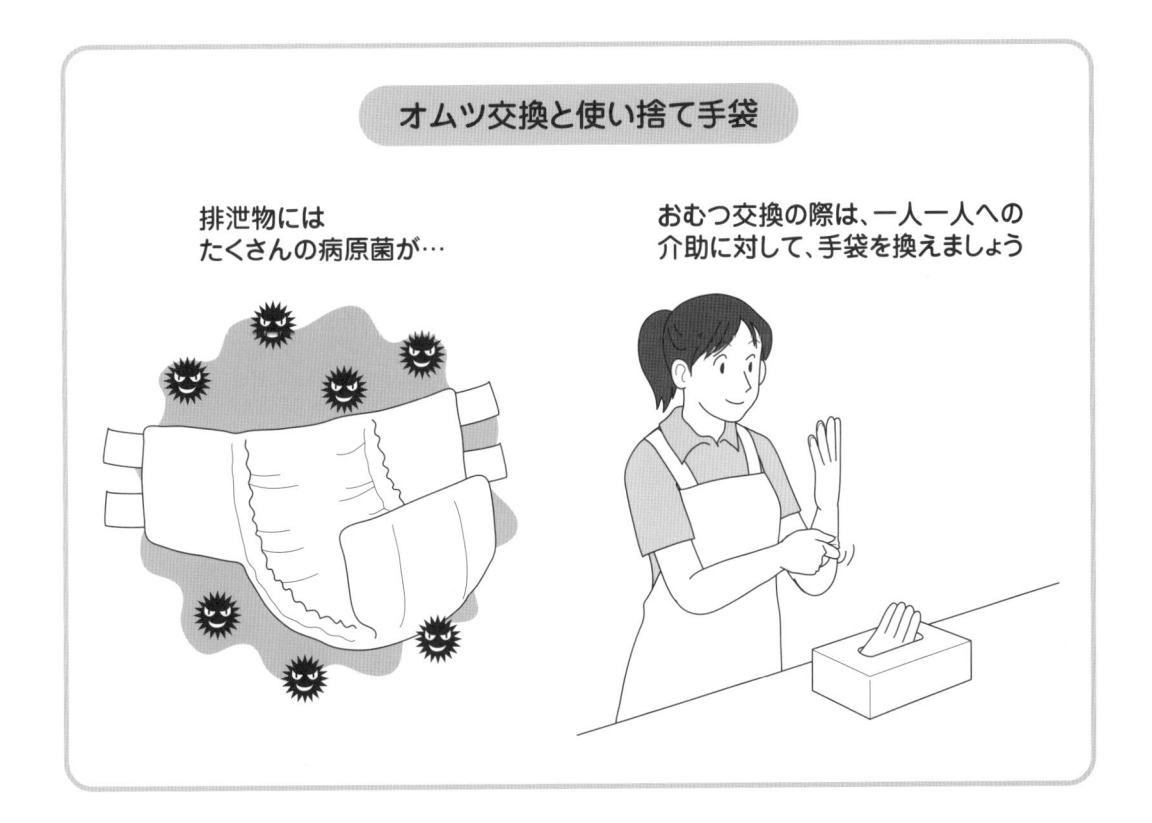

オムツ交換と使い捨て手袋

排泄物には
たくさんの病原菌が…

おむつ交換の際は、一人一人への
介助に対して、手袋を換えましょう

介護スタッフとしての基本の心構え5か条

④ 全ての利用者に「標準予防策」を行ないましょう

　介護を必要とする人は急増しています。医療機関では基本的な感染の有無に関する検査は行なわれますが、エイズなどは本人の了解なく実施することはできません。療養している人の中にはさまざまな病原菌を保菌している人がいてもおかしくはありません。

　そのために、医療界では、病態に関わらず，すべての人に適用される「標準予防策」が実施されています。内容は感染経路別対策など基本的に遵守すべき手順などです。もちろん、感染症の発症者には適切な対応をしますが、病原菌が一切ないことを確認することが不可能な現状では、標準感染予防策を全ての人に行なうことが求められています。

　介護の場面でも医療ニーズの高い人が在宅などに戻ってケアを受けている現状では、感染予防の対応は基本です。このことを介護スタッフが認識することが第一です。また、利用者やその家族にも十分に説明を行ない、理解を求めることが感染予防の効果を高めます。

標準予防策とは

1　血液・体液、排泄物などやそれらの汚染物に触れる場合は使い捨て手袋を必ず着用し、手袋を外した後はただちに手洗いを行なう。

2　血液や体液などで汚染が予測される場合はガウン・エプロン、マスク、ゴーグルなどを着用する。

3　注射針や血液汚染物は各施設で定められた安全・適切な方法で処理する。

4　介護スタッフは健康診断やワクチン接種をするなど、日頃から体調管理を行なう。

介護スタッフとしての基本の心構え5か条

⑤ 介護スタッフの自覚と責任感が大事

　日常的に利用者に接している介護スタッフは、それだけ感染のリスクが高いといえます。そのため定期的な健康診断やMRSAの保菌の有無を確認しておくことなどが予防の原点です。知らないうちに肝炎ウイルスを保持していたり、常在菌のMRSAを保持していることは珍しいことではありません。しかし、それを自覚してケアに臨むか否かは大きな違いです。

　また、病原菌は汚れのように目で見えるものではありません。感染予防をするか手抜きとなるかは、介護スタッフの倫理観や職業的責任感に関わります。

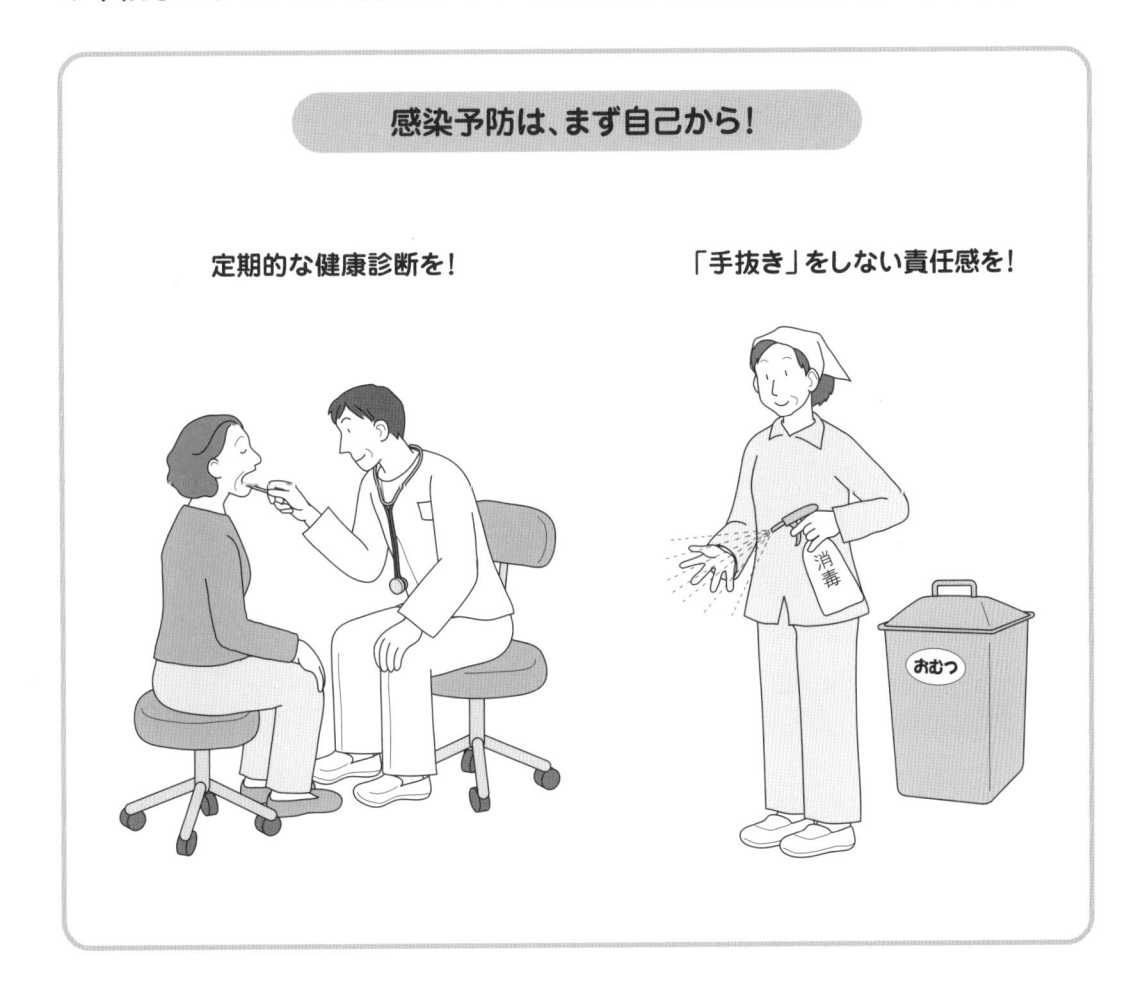

感染予防は、まず自己から！

定期的な健康診断を！　　　「手抜き」をしない責任感を！

第1章 介護現場における感染症例

●今、介護現場では、何が起きている？ なぜ起きている？

　介護保険では、要介護認定を受けた人が平成18年には460万人を越えました。高齢で抵抗力が低い利用者をケアするには、介護スタッフの感染予防が必要です。特に施設は重度の利用者が中心になり、さまざまな基礎疾患を抱えているため、易感染（感染しやすい）状態の方々が急増しています。介護スタッフが感染源にならないための予防策と、介護スタッフ自身に安全なケアの方法が必要です。

感染予防対策の基本

①感染予防について

　感染症の予防には介護スタッフがケアを通じて、利用者に媒介しない、また、利用者から感染しないようにすることが基本です。そのために、感染源は何か、その感染経路はどのようなものか、感染した場合の症状はどんなものかを知ることが大切です。

　感染症は、感染を起こす病原菌と感染した人との相互作用で成立します。介護スタッフがケアで関係する「血液」、「体液」、「排泄物のすべて」が感染源になる可能性があります。また、感染の経路も結核のような「空気感染」、インフルエンザなどの「飛沫感染」、肝炎ウイルスなどの「血液感染」、疥癬などの「接触感染」やO157のような「経口感染」などがあります。

　感染症の多くが人の手を介して広がっていきます。そのために、高齢者が集団で生活する特別養護老人ホーム（介護老人福祉施設）や出入りが多いデイケアサービス、密室性が高い在宅介護の場面で介護に携わる方の教育や感染予防の実践が重要になってきます。

　介護スタッフはもとより、利用者や家族へ感染予防の知識を分かりやすく説明・指導を行ない理解を得ることも必要でしょう。

②感染症が発生する要素

「病原体」「病原体を媒介する宿主」「病原体が生育しやすい環境」といった3つの要素が絡み合って、感染が起こると考えられます。

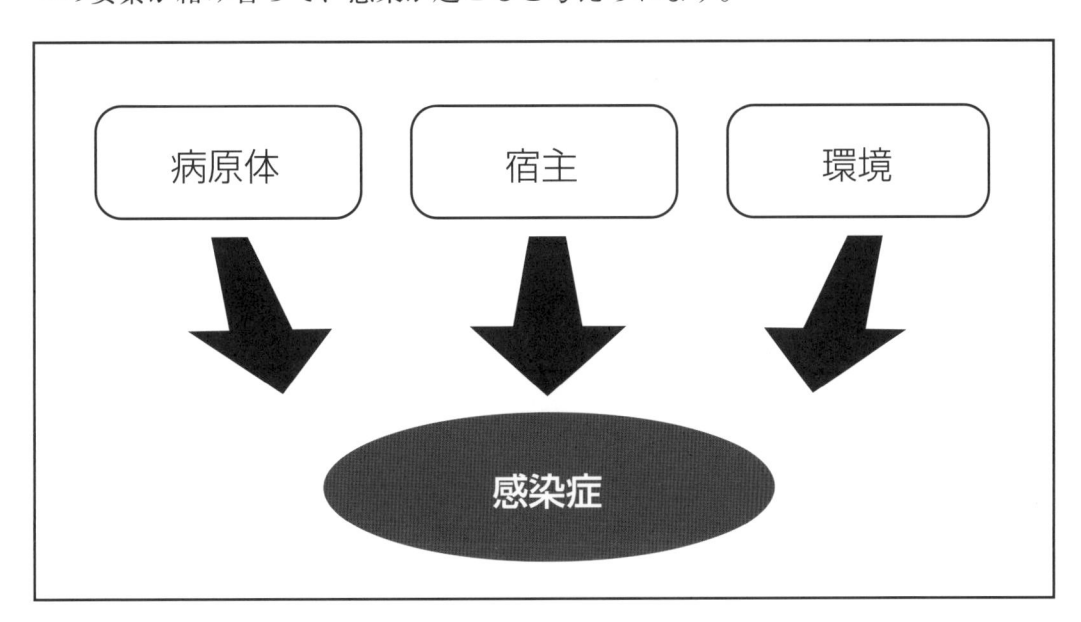

```
病原体    宿主    環境
   ↓      ↓      ↓
       感染症
```

③感染症のメカニズム～6つの要因～

これらの6つの要因により、感染症が成立されます。このメカニズムのひとつでも阻止できれば、感染症を予防することが可能です。

感染経路を遮断することが最も容易で効率的な方法だと考えられます。

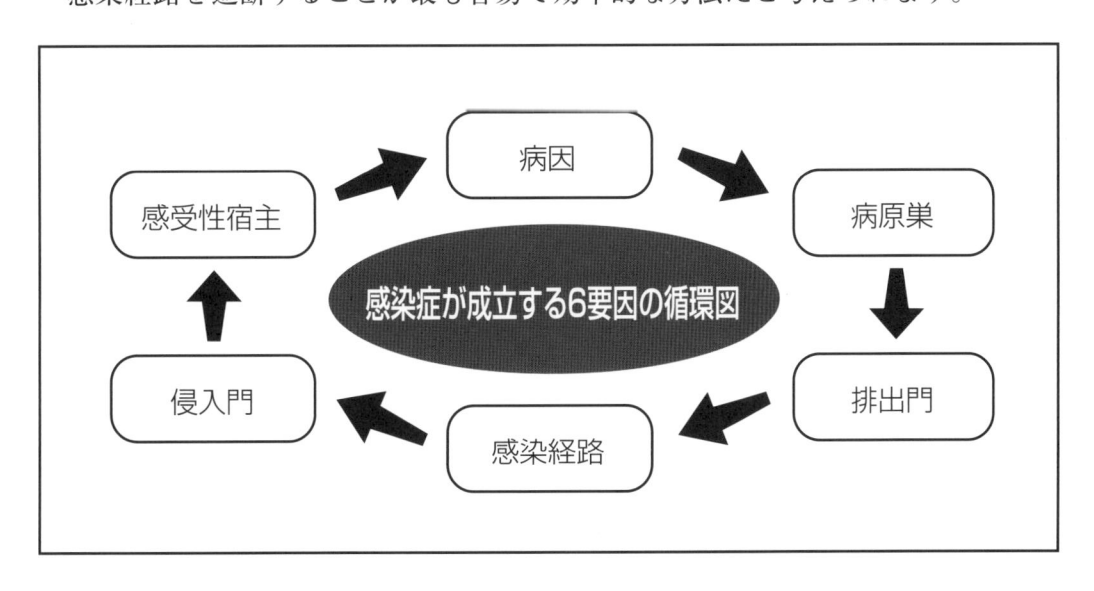

```
感受性宿主 → 病因 → 病原巣
    ↑                    ↓
  侵入門 ← 感染経路 ← 排出門

  感染症が成立する6要因の循環図
```

疥癬（カイセン）

- 疥癬虫（ヒゼンダニ）が皮膚に感染する病気です。
- 夜間の激しいかゆみが特徴です。

①病気の特徴と原因

　疥癬は、疥癬虫が人の皮膚（角質層）に寄生して起きる皮膚の感染症です。疥癬虫のオスは体長約0.4ミリ、メスは約0.2ミリのダニで、人の皮膚で一生を過ごす寄生生物です。

　疥癬虫のメスは卵を1日2～3個生み、それが3～4日でふ化して幼虫になり、2週間で脱皮をして成虫になります。

　健康な人は疥癬に感染して疥癬虫が増えても1000匹くらいで約6ケ月で自然治癒します。ところが、高齢者や易感染状態の人などが感染する角化型疥癬（ノルウェー疥癬）では疥癬虫が100～200万匹に急増し、感染力は強烈です。

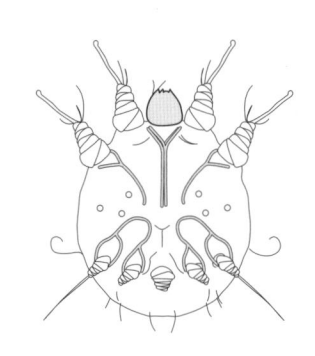

②症状

　人体に取り付いた疥癬虫が角質層にトンネル（疥癬トンネル）を掘って寄生します。

　トンネルを掘る部位は、主に脇の下、肘、手の平、お尻、内股などです。このような場所に疥癬がトンネルを作りもぐりこむために、トンネルを発見することがあります。

　疥癬虫が寄生する皮膚にアレルギー反応がおこり、症状としてかゆみが生じます。特に夜間の激しい痒みが特徴的です。

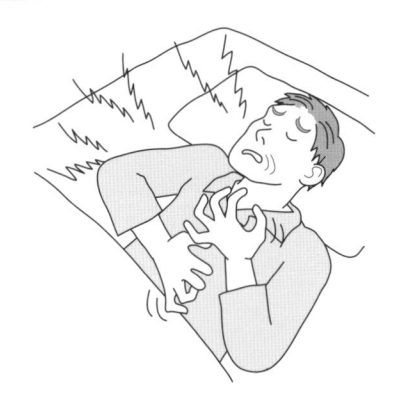

③感染経路

　感染経路は、皮膚と皮膚の接触感染です。介護スタッフや家族、見舞い客などが感染して、他の人に感染を広げます。時には介護スタッフを介して集団発生（施設内感染）を起こすこともあります。

　まれに感染者の寝具、寝巻きに付着した落屑物（皮膚がはがれたり、フケなど）が飛散したものによる間接接触感染もあります。在宅では畳やコタツを媒介とした感染も見られます。特に、感染力がある角化型疥癬は、間接接触感染もまれではありません。

　疥癬虫の足の構造上、布団の中に潜ることや、長袖の衣服をかき分けて人の肌に取り付く能力はないと言われています。

④診断

夜間の痒みの有無、特徴的な皮膚の状態（好発部位の小さい丘疹、疥癬トンネル、赤褐色で小豆大のしこり）から診断されます。

確定診断は患部の皮膚をメスで削り取り顕微鏡での検鏡を行ないます。

しかし、検出率は20～60％と低く一回での診断は難しいです。

⑤治療

治療は、疥癬虫と虫卵の駆除を行ないます。医師に相談して処方を受けましょう。現在は薬剤として、抗ヒスタミン剤や抗アレルギー剤を使用します。

疥癬は、ステロイド軟膏を使用すると症状が悪化する場合があるので注意が必要です。

⑥予防対策（生活や介護の注意）

感染者の皮膚患部に直接触れないように、使い捨て手袋、プラスチックエプロンまたはガウンを使用し、ケア用品は本人専用としてケアを行ないます。また、使用したガウンなどは落屑が飛び散らないように、ビニール袋に入れて2週間（疥癬虫のライフサイクル）くらい放置しましょう。

疥癬虫は50℃（角化型疥癬は70℃以上）の湯で10分以上消毒すると死滅するので、衣服や寝具は熱湯消毒をしてから洗濯をします。

疥癬虫は人から離れると長時間生きることはできません。卵がふ化しないうちに掃除機をこまめにかけて疥癬を予防します。

浴槽内での感染の可能性は低いですが、落屑が浴室や脱衣所で飛散し感染する恐れがあるので、最後に入浴するよう厳重に行ないます。

日々の皮膚の観察や利用者や家族に発赤疹や痒みがないかを確認して早期発見に努めることが感染拡大の予防につながります。

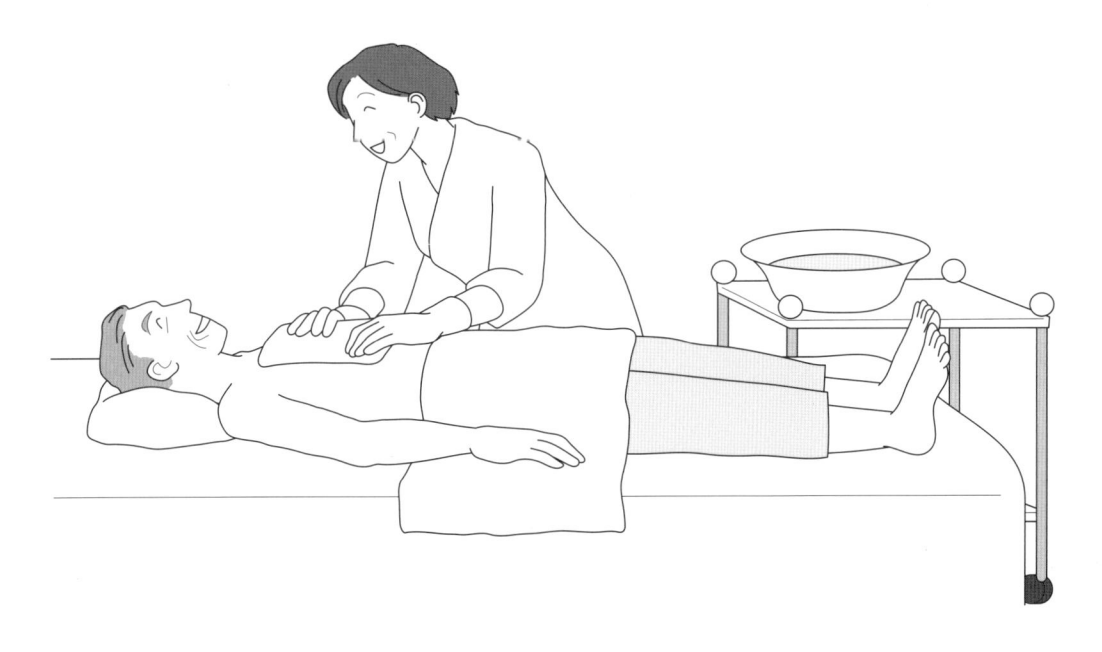

日和見感染（ヒヨリミカンセン）

日和見感染とは、健康な人には感染することのない病原性の弱い常在菌が、易感染状態の人などに感染をした場合をいいます。

日和見感染① MRSA（エムアールエスエー）

①病気の特徴と原因

このあたり（鼻腔内）に常在

MRSAとは、メチシリン（オキサシリン）という抗生物質に、耐性があり効かない、黄色ブドウ球菌という意味の頭文字をとったものです。

1961年にイギリスで報告されて、1980年には日本に広まり、現在では院内感染の原因として問題となってきました。

MRSAは特に鼻腔内に常在する菌ですが、抗生物質の投与を受けると性格の異なる菌に交代現象を起こします（菌交代現象）。そして抗生物質が効かない耐性菌に変わります。

そのために高齢者や易感染状態の人に感染すると治癒しにくくなり重症化することも少なくありません。

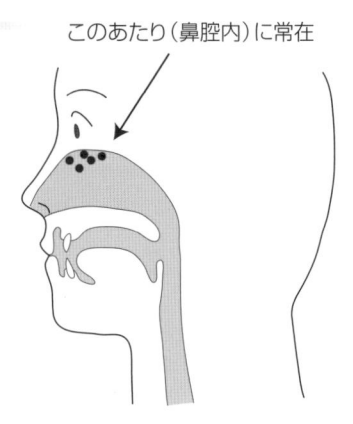

②症状

保菌者（キャリア）は菌を保有しても症状がなく感染性は低いです。発症者は喀痰や褥瘡などさまざまな部位で検出されており、MRSAの感染症状も高く見られます。

感染症状を具体的に挙げてみると、例えば血液にMRSAが感染して敗血症（はいけっしょう）を起こし、呼吸器では肺炎、消化器では腸炎などを起こします。傷口や褥瘡に感染すると治癒しにくくなり、膿瘍を生じたりします。

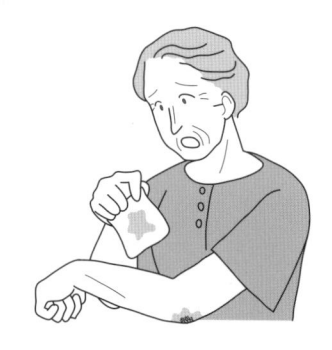

③感染経路

MRSAに汚染された手指や器具による接触感染で広がることが多くみられます。介護スタッフや家族などの介護者が保菌者の場合には、ケアの最中に汚染された手指を介して接触感染を起こすことが考えられます。

また、布団やシーツから舞い上がったMRSAが付着しているほこりを吸入して、鼻腔内に定着し保菌者になることもあります。

④診断

検査材料（血液、喀痰、尿、便、滲出液など）を採取して、顕微鏡での検鏡や、細菌検査を行ないます。

しかし、健康な人でもMRSAを保菌していることが多いため、検出されても必ずしもMRSA感染症とは限りません。

MRSA感染症の症状がなければ治療は不必要です。

⑤治療

MRSA感染症も治療は一般の感染症と同様に、抗生物質による治療が主体となります。

全身の状態が悪い人に発症することが多いので、全身状態の改善とMRSAの治療を並行して迅速に行なうことが必要です。

経口薬では主にニューキノロン系抗菌剤を使用しますが、一般的には経口薬より注射薬が効果を発揮する場合が多いです。注射薬では特にバンコマイシンが有効であり、よく使用されています。

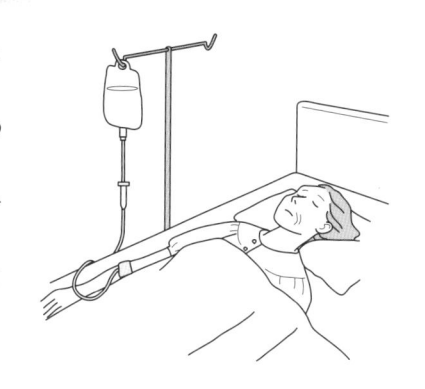

⑥予防対策（生活や介護の注意）

MRSAは健康な人が保菌していても問題はありませんが、介護スタッフや家族が保菌している場合には利用者に感染させる危険がありますので、保菌の有無を定期的な検査で確認しておくことが重要となります。

介護スタッフの手指を介した接触感染が多いため、ケアの前後は手洗いをするなどの予防対策が必要です。おむつ交換や、創傷の処置を行なう場合は一人一人手袋を換えることが原則です。

発症者には本人専用でケア用品を使用することが好ましいですが、共有する場合は70%消毒用アルコールなどで清拭消毒を行ないます。

室内の清掃は利用者や介護スタッフの手がよく触れる箇所を中心に行ないます。

体液などによって汚染した床や物品などは、拭き取った後に70%消毒用アルコールや、0.1〜0.5%次亜塩素酸ナトリウムを使用して、消毒を行ないます。

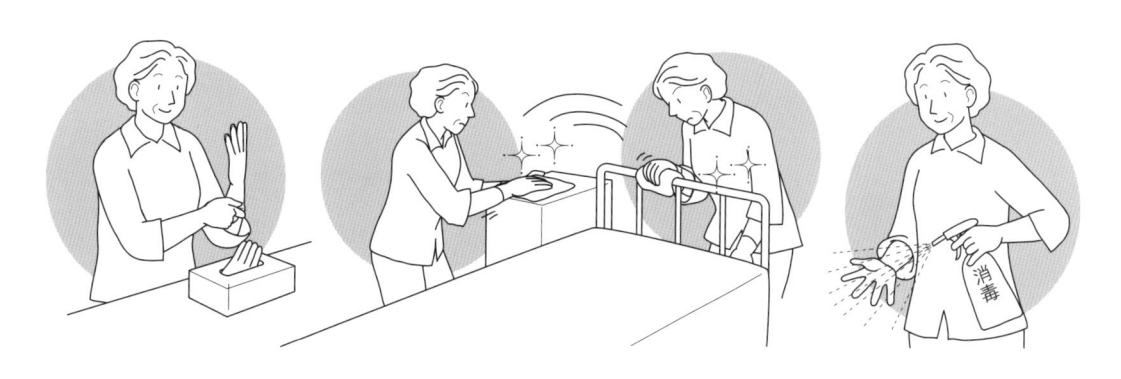

日和見感染②　緑膿菌（リョクノウキン）

①病気の特徴と原因

　菌に感染した傷口からしばしば緑色の膿がみられることから名付けられました。

　通常は土壌や水中に存在しています。また、食品の腐敗にも関連しています。人の腸管内や皮膚にも常在し、湿潤した生活環境を好んで広く分布しています。病院環境中からも水まわりなどから、高い確率で検出されます。

　健康な人に感染症を起こすことはまれであり、高齢者や易感染状態の人に感染することが多いことから院内感染で問題になっています。緑膿菌は抗菌剤や消毒液に対して、それが効かない菌へと変化していくことがあります。

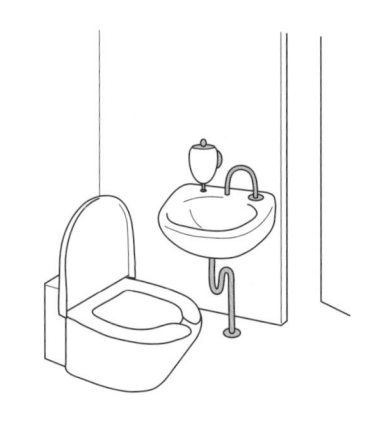

②症状

　皮膚の外傷に汚染菌としてよくみられます。感染を起こした滲出液は緑色で特有の悪臭があります。また、抗生物質で治療中の人の喀痰にもよくみられます。

　その他に呼吸器感染症、尿路感染症、菌血症、敗血症なども引き起こします。

　また、火傷への感染は完全な治癒が望めないため厳重な配慮が必要です。

　緑膿菌は毒素を産生することがあり、易感染状態の人に感染すると血液内に侵入し、敗血症を併発し、予後が不良になることがあります。

③感染経路

　緑膿菌は保菌者または発症者から、介護スタッフなどの手指、物品、器具などを介して接触感染を起こすことがほとんどです。特に機械的侵襲（尿道カテーテル、膀胱洗浄など）を受けた泌尿器は、徹底的な滅菌操作でなければ非常に感染を起こしやすい傾向が見られます。

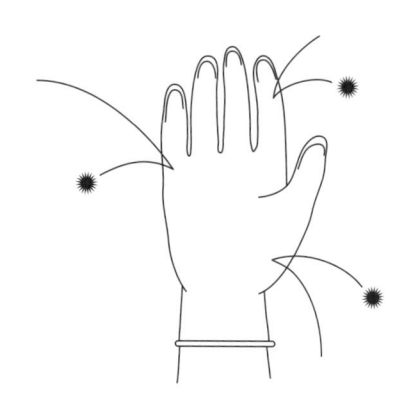

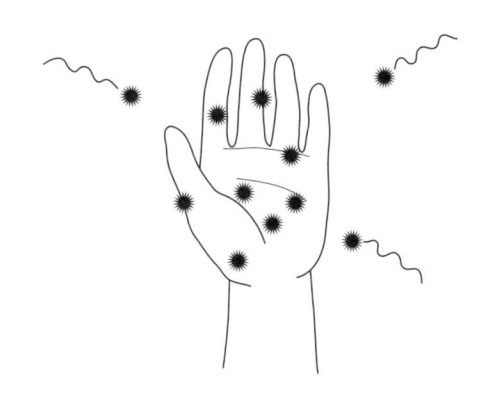

④診断

検査材料（血液、喀痰、尿、便、滲出液など）を採取して、顕微鏡での検鏡や、細菌検査を行ないます。

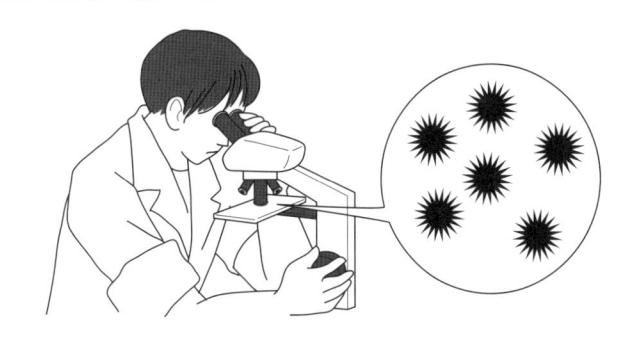

⑤治療

消毒液や紫外線に対して比較的抵抗力があるばかりではなく、多くの抗生物質に対して耐性があります。そのためセフタジジム（CAZ）やピペラシリンナトリウム（PIPC）などの抗緑膿菌作用の強い抗生物質を使用します。

一度、感染を起こすとなかなか治癒することは困難です。

保菌者であっても感染症状がみられなければ抗生物質の治療は行ないません。

⑥予防対策（生活や介護の注意）

至適発育温度は37℃前後ですが、42℃程度の高温でも増殖することができます。しかし、4℃以下の低温では増殖はしません。

体液などで汚染をした物は55℃の温度で1時間処理を行なうと死滅します。逆性せっけんやクロルヘキシジン（ヒビテン）に対する耐性が強いので効果がなく、長時間放置されていたり低濃度の薬液消毒の中からも菌が増殖されることがあり、注意が必要です。

水回りからしばしば分離される菌のため日常的に利用者の室内やスタッフルーム、浴室などの清掃を行ない清潔を心がけましょう。

保菌者や感染者から他の人への感染防止のためケアの前後に手洗いを行ないます。

また、医療用カテーテルの内側に菌が付着して院内感染を起こす場合もあります。滅菌操作の徹底や、定期的なカテーテルの交換が重要です。

原則として感染者の隔離は不要です。

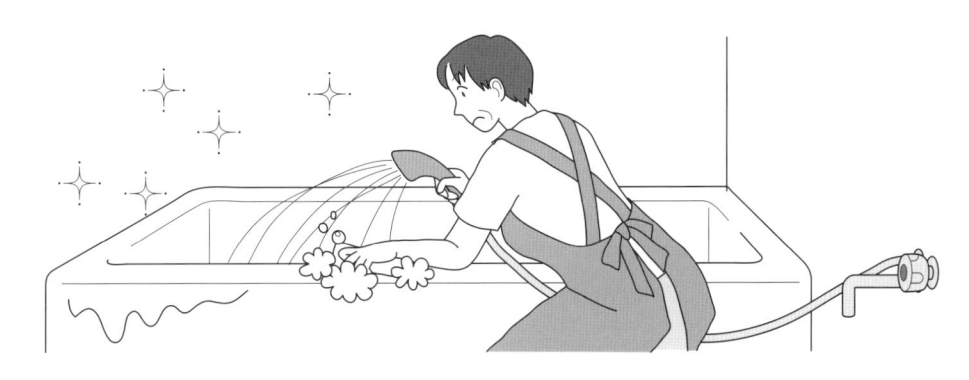

肺炎

肺炎は細菌性肺炎、マイコプラズマ肺炎、ウイルス性肺炎、真菌性肺炎などに分類されます。肺の実質（肺胞壁とその内腔）、あるいは間質（肺胞周囲の結合組織、気道および血管）におこる炎症性疾患で、その原因により感染経路、症状、予防が異なります。

一般的に多く見られる　肺炎球菌性肺炎

①病気の特徴と原因

肺炎球菌性肺炎は肺炎レンサ球菌の感染によって起こります。

肺炎レンサ球菌は、肺炎の中で最もありふれた病原菌です。感染は一年中みられますが特に冬から春に多くみられます。

肺炎レンサ球菌は健康な人でも上気道で常在菌として保菌していますが、高齢者や易感染状態の人は感染を起こしやすくなります。

②症状

高齢者や易感染状態の人は死亡にもつながる恐れがあるので注意が必要です。

前駆症状として、2～3日にわたって倦怠感、頭痛、食欲不振、鼻炎、咳嗽などがあります。しかし、まもなくすると発病と同時あるいは数時間遅れて、急激な悪寒で発症し、40℃位の発熱と胸膜痛を訴えます。痛みは患側だけではなく反対側にも生じます。2～3日で胸膜痛は軽減して、膿性痰や鉄さび色の喀痰の排出が見られます。肺炎の25%に胸水を伴い、25～30%に菌血症、25%は髄膜炎を伴っています。

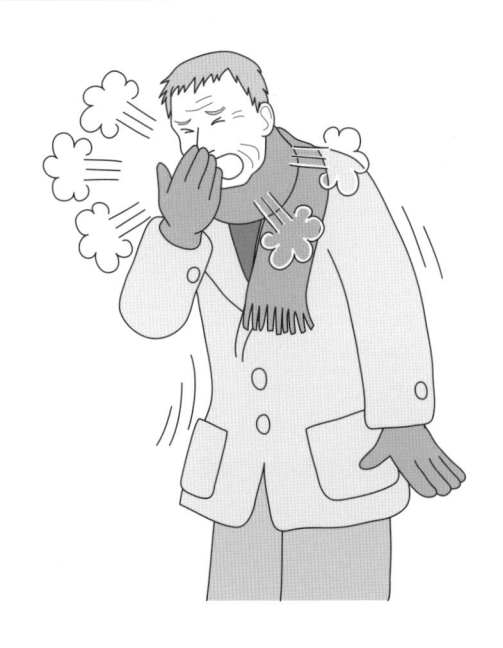

③感染経路

飛沫感染あるいは上気道に保菌している肺炎レンサ球菌が感冒症状後に二次感染を起こして、肺炎を招きます。

④診断

　一般的症状や打聴診、喀痰・咽頭分泌物による細菌検査にて診断を行ないます。
　胸部レントゲンでは特異な肺胞あるいは大葉性（肺全体）に湿潤影が見られます。
　病変の広がり（面積）によって、大葉性肺炎と気管支炎肺炎（小葉性肺炎／肺葉のひとつの区域）に分けられます。
　高齢者や易感染状態の人では炎症反応の低下により、明らかな発熱がなかったり、症状が少なく診断が遅れることがあるので十分な観察が必要です。

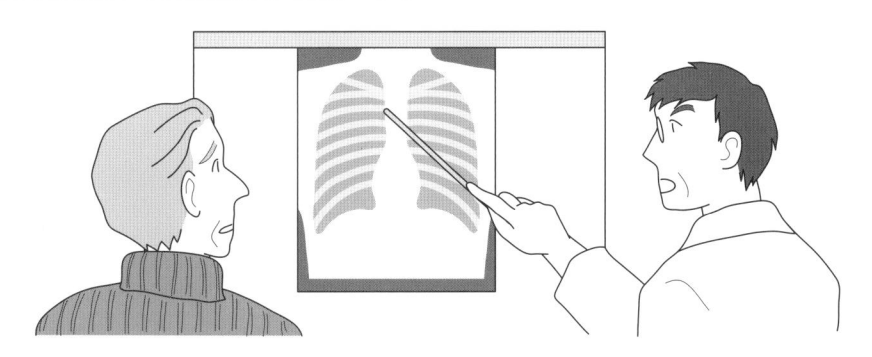

⑤治療

　治療は抗生物質の投与を中心とします。ベンジルペニシリンカリウムが第一選択ですが、近年ペニシリン耐性肺炎レンサ球菌が増加しており、薬剤の選択に注意が必要です。

⑥予防対策（生活や介護の注意）

　肺炎は呼吸器から細菌が侵入するので、その進入を防ぐことが一番です。マスクや手洗い・うがい、冬季の風邪が流行している時には人ごみに行かないなど、日々の自己管理が大切です。感染したり、感冒症状がある介護スタッフは直接介助を行なうことは避けたり、やむをえない場合はマスクを装着するなどして、菌を媒介しないようにしましょう。
　利用者が少しでも咳嗽や鼻汁などの感染の徴候がみられたら、無理をさせないように注意してください。

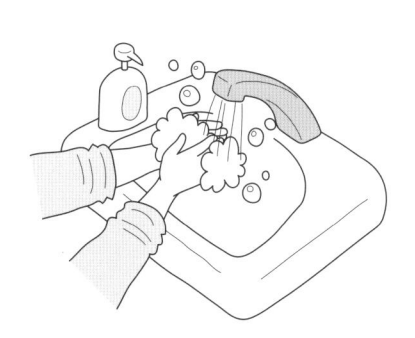

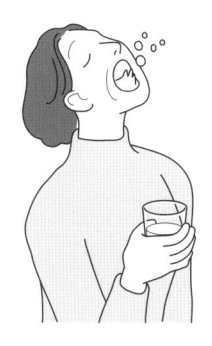

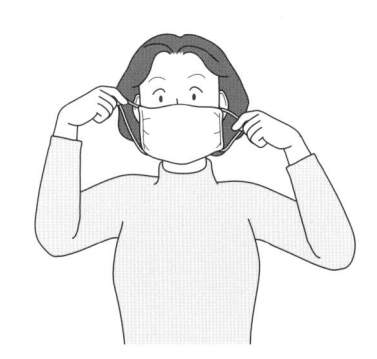

インフルエンザ

インフルエンザが施設内に持ち込まれると、伝染力が強いため急速に集団発生する特徴があり、感染予防は極めて重要です。

①病気の特徴と原因

インフルエンザにはA・B・Cの3型があり、A型にはA-香港およびA-ソ連などがあり、1989年から1991年にかけて大流行がみられました。約10年ごとに世界的な大流行をもたらすのが特徴です。A型インフルエンザでよく知られているものに、1919年から1928年に約2000万人の死亡者を出したといわれるスペインかぜがあります。

B型も数年おきに流行があります。C型は散発的です。

②症状

悪寒、倦怠感、39～40℃の発熱、全身の筋肉痛と関節痛、呼吸器症状を伴い、全身症状は重く、食欲低下、時には悪心、嘔吐、下痢がみられることがあります。

一般的に予後はよいですが、時には肺炎、脳脊髄膜炎などを起こし重篤化することがあります。

また、B型の感染によりまれに脳症と脂肪肝を主徴としたライ症候群(突然に嘔吐・けいれん・昏睡状態を呈する病気)を起こすことがあります。

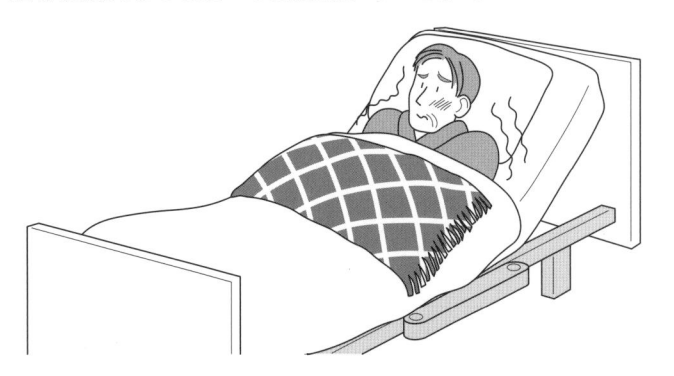

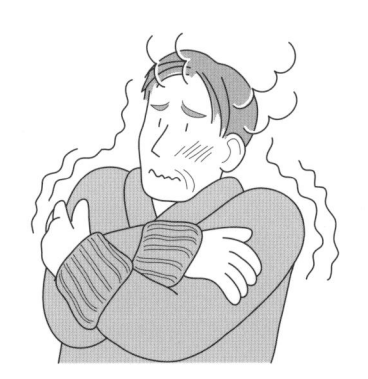

③感染経路

流行は主に冬(1～3月)ですが、夏にみられることもあります。

強い感染力があり、咳嗽やくしゃみなどの飛沫感染が中心となって広がります。

インフルエンザウイルスは上気道粘膜に付着すると約20分で細胞内に進入して増殖し始め、流行性感冒(インフルエンザ)を起こします。

潜伏期間は1～5日間(平均3日間)といわれています。現在、迅速キットが普及しており、外来でも通常30分以内の診断が可能です。

④診断

近年では迅速診断での検査が一般的です。綿棒で採取した咽頭や鼻腔のぬぐい液か鼻腔吸引液を使用して約15分で判定するキットを使用することが多くなりました。

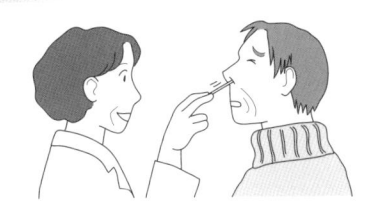

⑤治療

二次感染を起こして肺炎にならないよう注意しなければいけません。治療は抗ウイルス剤が中心です。リン酸Oseltamivir（商品名：タミフル）、アマンタジンの内服薬やZanamivir（商品名：リゼンザ）の吸入液などを使用します。いずれも発病48時間以内に投与を開始することが重要です。

⑥予防対策（生活や介護の注意）

1994年からインフルエンザの不活化ワクチンが任意接種になりました。流行する10〜11月までくらいに1〜4週間隔で2回皮下注射を行なうと効果的です。65歳以上は費用の一部を市町村が負担してくれます（市町村によって負担額は異なります）。

インフルエンザウイルスは抗原構造が変異しやすいです。予測される流行株を製造するので、予防接種をしたからといって必ずしも予防効果が上がるわけではありません。十分な手洗い・うがい、マスク着用、施設内の衛生管理を心がけましょう。施設内への持ち込みや蔓延を防ぐため、流行時期には利用者や介護スタッフ、家族の定期的な健康チェックを行なうことが必要です。また、特に発熱時の報告体制や対応策を取り決めておくことが重要です。

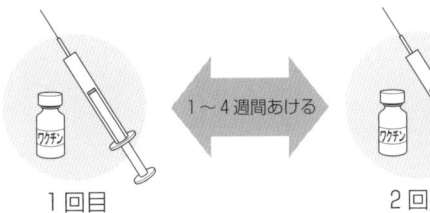

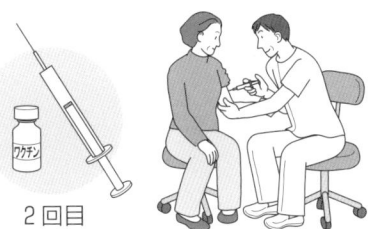

1回目 ←1〜4週間あける→ 2回目

●トリインフルエンザについて

トリインフルエンザは、ニワトリなど鳥類に起こるインフルエンザで、ヒトに感染するとは考えられていませんでした。しかし、トリインフルエンザの一部（H5N1型）でヒトに感染した例が、東南アジアはじめ世界各地から報告されています。また、東南アジアや中国などでは死亡例も報告されています（2006年9月現在で144名。日本では死亡例は出ていません※1）。

原因は、トリインフルエンザに感染した鶏のフン（粉末状）を吸い込む、フンや内臓に直接触れた手を鼻や口に入れるなど、大量のウイルスが体内に入った場合と考えられており、卵や食肉からはヒトに感染しないとされています。死んでいる鶏や野鳥を見かけたら、市町村や保健所に連絡・相談して、自分では直接触らないようにすることが大切です。

今の段階では、ヒトが摂取するワクチンは開発されていません。

※1＝国立感染症研究所 感染症情報センター（IDSC）ホームページ内「WHOに報告されたヒトの高病原性鳥インフルエンザA（H5N1）感染確定症例数（2006年9月19日付け）」
参考：国立感染症研究所 感染症情報センター（IDSC）ホームページ、厚生労働省ホームページ

肺結核

肺結核は結核菌による肺の慢性感染症です。世界では、総人口の1.5%（900万人）が結核に感染しています。

①病気の特徴と原因

伝染性疾患であり、高齢者や易感染状態の人の感染が増えていて、全身症状まで至る恐れもあります。

日本では昔は全国に広く蔓延していましたが、最近では高齢者や都市部に発病者が多く問題になっています。毎年、2〜3万人もの新規の結核登録患者がいます。

現在、結核発病者の多くが60歳以上の高齢者であり、70歳以上の発病者が占める割合は42.9%です。

②症状

2週間以上続く咳嗽や喀痰が認められ、かつ、発熱、胸痛、体重減少、寝汗、食欲不振などの全身症状を示します。時には喀血や呼吸困難などの激しい症状が出現します。

自覚症状が少なく慢性の経過をたどる人も多くいます。

③感染経路

結核菌の排菌者からの飛沫による空気感染で起こります。結核菌が気管支粘膜に引っかかることなく直接肺胞まで吸い込まれて感染します。激しい咳嗽をすると、飛沫が飛散し、水分を失い微少な飛沫核となって空気中を長時間漂います。

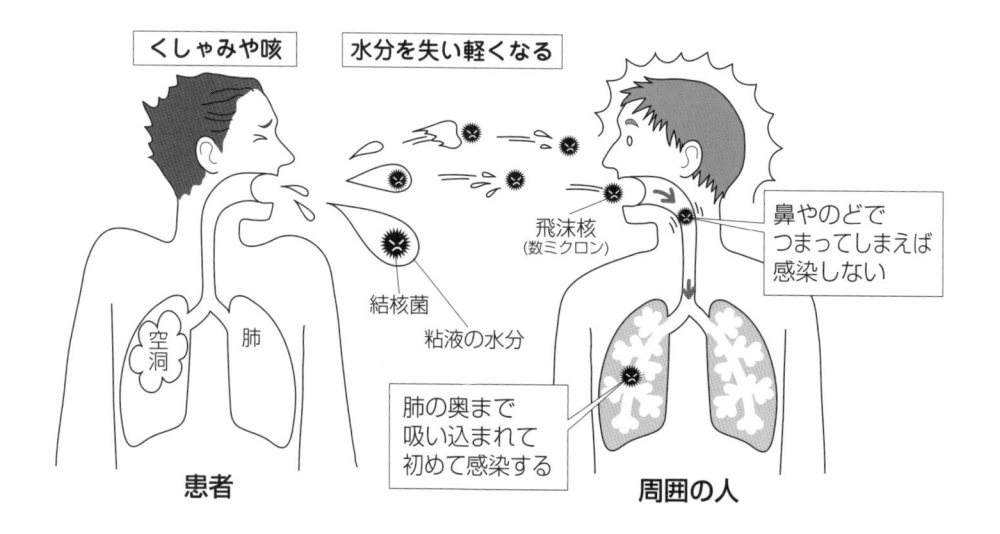

④診断

　胸部レントゲンでの異常陰影、喀痰、胃液、咽頭分泌液などからの結核菌検査を行ないます。
　結核の診断をされると、結核予防法によって管轄の保健所に届け出が行なわれ、命令入所をさせられることもあります。
　平成17年から、結核予防法の改正により、ツベルクリン反応検査を廃止して直接BCGの接種を行なうようになりました。理由は、若年者の罹患率が低下していることと、ツベルクリン反応の偽陽性者がBCG接種を受ける機会がないことの改善のためです。

⑤治療

　抗結核薬には現在10種類以上が用いられています。原則としてイソニアジド（INH）とリファンピシン（RFP）にストレプトマイシン（SM）あるいはエタンブトール（EB）を加えた3剤併用療法が標準的な治療法です。
　最近では治療期間の短縮のためにピラジナミド（PZA）を加えた治療も行なわれるようになりました。通常6ヶ月から12ヶ月は治療のために薬を服用します。
　日常的な面では心身の安静が必要です。また、体力が消耗しないように、高タンパク、高カロリー、高ビタミンのバランスがとれた食事を摂取することが重要です。

⑥予防対策（生活や介護の注意）

　P24②の「症状」を2週間ほど訴える利用者は肺結核の可能性を疑い早急に十分な検査を受けることが必要です。利用者で長く続く咳嗽や喀痰が出る人には、飛沫感染を防止するためにマスクを着用してもらいましょう。
　日常的には体力をつけることが予防方法となります。栄養状態や健康管理に気をつけ、定期的に健康診断を受けるようにしましょう。

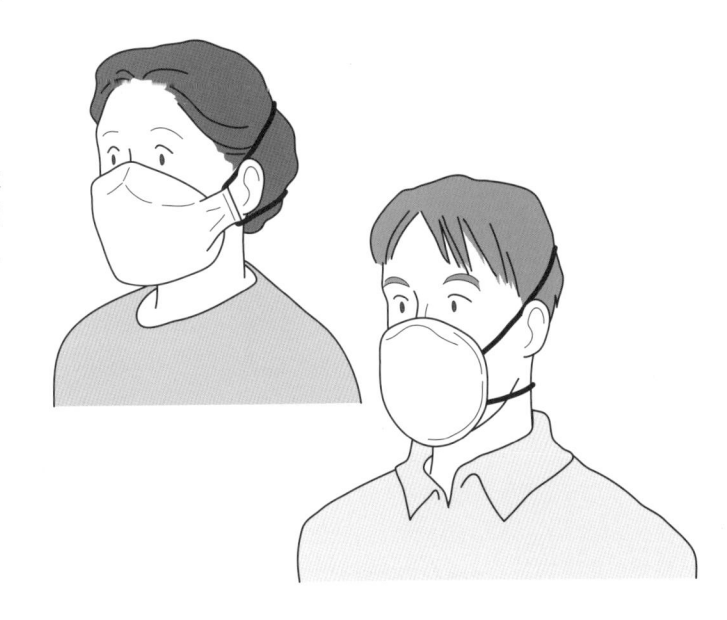

食中毒

食中毒は病原体に汚染された食品を摂取して感染します。原因となるものは大半が細菌によるものです。他にウイルスや原虫・寄生虫、化学物質、植物性自然毒、動物性自然毒などがあります。感染者の嘔吐物や便から他者へと感染が広がる危険性があるため十分な感染予防が必要になります。

食中毒① O-157（オーイチゴーナナ）〜腸管出血性大腸菌〜

①病気の特徴と原因

O-157は、ベロ毒素（菌が体外に分泌する毒素タンパク質）を産生する腸管出血性大腸菌の感染によって起こる全身性の感染症です。ベロ毒素は、大腸の粘膜内に取り込まれたのち、蛋白質の合成を阻害し、細胞は死滅します。

他にもベロ毒素を産生する大腸菌はO-26、O-111、O-128などがあります。

発生時期は夏季にピークがみられますが、1年中を通して報告されています。この菌は強い酸抵抗性を示し、胃酸の中でも生残することが知られています。感染力が高く100個レベルの菌の数で発症します。

②症状

無症状や軽い腹痛・下痢のみで終わるものから、頻回な水様便や激しい腹痛、著しい血便（出血性大腸炎）とともに合併症を起こし、時には死に至るものまでさまざまです。

多くの場合は、おおよそ3〜8日の潜伏期間をおいて、発症します。

また、発熱はあっても軽度で、多くは37.0℃台で一過性です。これらの症状がある人の6〜7％の人が、数日から2週間以内（多くは5〜7日後）に血液中にベロ毒素が取り込まれ、溶血性尿毒症症候群（HUS：急性腎不全・溶血性貧血）や脳症などの重症合併症を発症するといわれています。

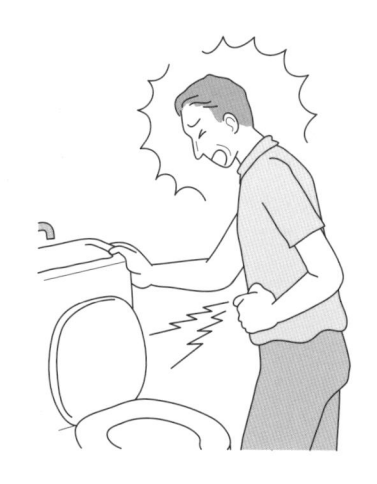

③感染経路

主な感染経路は、菌が付着した食物や水などを摂取することで感染します。

人から人への二次感染は、感染者の便に汚染された食物などによる経口感染です。

極めて少ない菌で感染を起こすために容易に感染者の便を介して二次感染します。

牛などの便などからも検出されており、その肉に付着する可能性が高いと言えます。

④診断

　診断は、便の細菌検査によって行われます。
　便から大腸菌が検出された場合には、大腸菌の分類の検査を行います。
　腸管出血性大腸菌の原因となる大腸菌には、O-157以外にもあるので、検出された大腸菌がベロ毒素を産生するかどうかの検査も行われます。

⑤治療

　治療は、下痢に対する治療（安静や脱水予防のための水分補給、消化しやすい食事の提供、腹痛のコントロール、整腸剤の投与）とあわせて、抗生物質の投与などが行われます。
　一般的な下痢止めは、毒素の排出を妨げるために使用しません。
　その他、重症合併症の発症予防を目的としてベロ毒素吸着剤の治療研究なども行われています。

⑥予防対策（生活や介護の注意）

　最も重要なことは、調理や食事・介助の前の手洗いです。
　途中、オムツ交換など排泄物に触れる機会があれば、その度に手洗いを十分にしましょう。
　手洗いができない場面では、消毒を行ないましょう。
　家族に感染者が出た場合は、他の家族への感染の有無を調べることです。同時に、家庭内の消毒を必要な範囲で行なうなどの二次感染予防が必要です。
　利用者への対応や消毒方法に関して保健所の職員に相談することもできます。
　食品の衛生的取扱いについては、①生鮮食品は新鮮な物を購入する、②食品を適切な温度で保管する（冷蔵庫や冷凍庫の詰めすぎに注意して7割程度を目安にする）、③食器や調理器具を清潔にしておく（まな板を使用した後は洗剤と流水でよく洗い、熱湯または台所用漂白剤で消毒したり、野菜類や肉・魚類で使い分ける）、④調理の際、食品を十分に加熱する（電子レンジを使用する場合はむらなく加熱する）、⑤調理後の食品はなるべく食べきる、などの注意が大切です。
　また、高齢者や易感染状態の人には、生肉（特に生レバー、生センマイなど）や加熱が不十分な食肉を食べさせないことも重症化を防ぐひとつです。
　O-157は加熱に弱く、75℃の加熱を1分間以上行なうと死滅すると言われています。
　利用者で激しい腹痛の訴えと血便がある場合には、特に注意が必要です。
　血便の初期には血液の混入は少量ですが次第に増加しますので早期発見できるよう十分な観察が必要です。

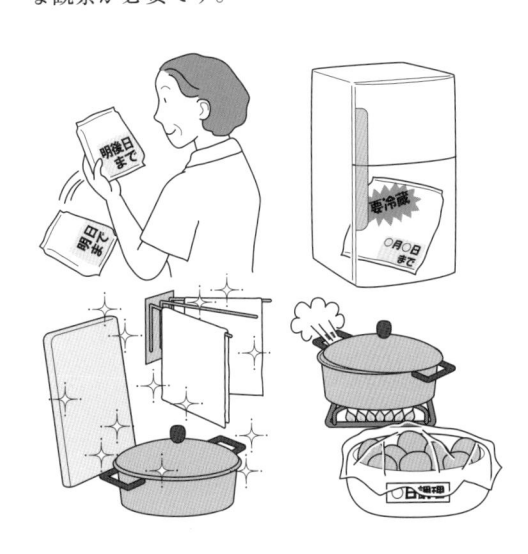

食中毒② サルモネラ

①病気の特徴と原因

　一部のサルモネラは細菌の一種で人に対する病原性を示し、腸チフスあるいはパラチフスと呼ばれる重篤な感染症を起こすものと、胃腸炎（食中毒）を起こすものとの二つに大別されます。
　サルモネラは、自然界に広く分布しており、動物やハ虫類などは腸管内にサルモネラ菌を保菌している場合があります。
　サルモネラはここ数年間、発生件数の1、2位を占める代表的な食中毒の原因菌になっています。福祉施設や病院でも発生しており問題になっています。健康な成人では症状が胃腸炎にとどまりますが、小児や高齢者では重篤になることがあります。
　食中毒の60〜70％は、主として鶏卵が原因になっています。原因食品としてはオムレツ、卵焼き、錦糸卵、ケーキ（ティラミス）、マヨネーズなどの卵を使った食品が多いです。その他、食肉（豚、鶏、牛）も原因となっています。犬や猫などのペットやネズミ・ハエ・ゴキブリ・ミドリガメが保菌している場合もあります。

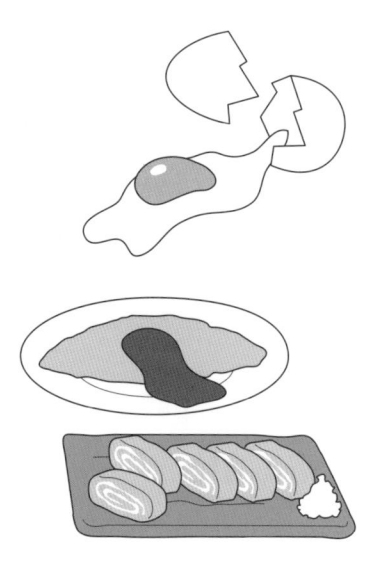

②症状

　主にみられるのは、発熱や腹痛、嘔吐、下痢などの症状を伴なった急性胃腸炎です。
　症状はまず悪心および嘔吐で始まり、数時間後に腹痛や下痢がみられます。下痢には粘液、膿、血液が混じることがあり、3〜4日持続します。しかし、1週間程度で多くの症状は軽減に向かいます。
　高齢者では急性脱水症および菌血症を起こすなど重症化しやすく、回復も遅れる傾向があるので注意が必要です。

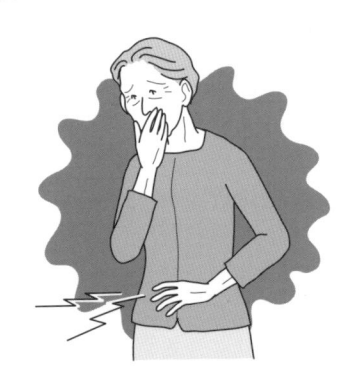

③感染経路

　主な感染経路は、菌に汚染された食物や水などを摂取する経口感染です。
　通常8〜48時間の潜伏期間を経て発病しますが、3〜4日後の発病も珍しくないと言われています。
　約50％の感染者に、回復後2〜4週間の便からの排菌がみられ、また10〜20％の感染者では排菌は数カ月に及びます。

　人から人への二次感染はきわめて少ないですが、高齢者や易感染状態の人は少しの菌でも感染し、症状も重篤になることがあります。
　熱や酸には弱いが乾燥や低温には強く、冷凍しても死滅しません。この性質は冷凍食品からもサルモネラ食中毒が発生するということに関連しています。

④診断

　一般的症状として、38℃以上の発熱、1日10回以上の水様性の下痢、血便、腹痛などを呈する重症例では、まず本症が疑われることが多いです。
　確定診断は便、血液、穿刺液（せんしえき）、リンパ液などから菌の検出を行ないます。

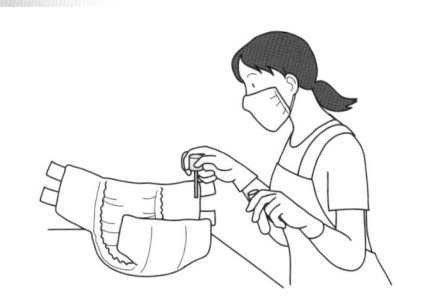

⑤治療

　発熱と下痢による脱水の補正と腹痛など胃腸炎症状の緩和を中心に、対症療法を行ないます。
　強力な止痢剤は回復を遅らせることがあるので使用しないことが望ましいと言われています。
　症状が強い場合は抗生物質を使用する場合もあります。
　欧米では抗生剤の投与は腸内細菌の除菌が遅れたり、耐性菌の誘発などの理由で投与すべきではないとの意見が一般的ですが、わが国では、ニューキノロン薬の7日間投与は腸内細菌叢に対する影響もなく、除菌率も高いという成績に基づき、使用されています。

⑥予防対策（生活や介護の注意）

　特に近年問題になっている鶏卵からの感染を防止するために、新鮮でヒビ割れのない卵を購入しましょう。新鮮卵は、サルモネラの汚染頻度が低く、新鮮卵自身に菌の増殖を抑制する因子が含まれていると言われています。
　高齢者や易感染状態の人に対しては、できる限り、生卵（うずらの卵を含む）は避け、十分加熱した料理を提供しましょう。
　食品の衛生的な取り扱いに関しては、O-157の項を参考にして実行してください。
　サルモネラ菌は熱に弱く60℃の加熱を15分行なうことで死滅すると言われています。
　動物からの感染を予防するためにも、ネズミやゴキブリの駆除や、ペットに触れた後は十分手洗いを行ないましょう。

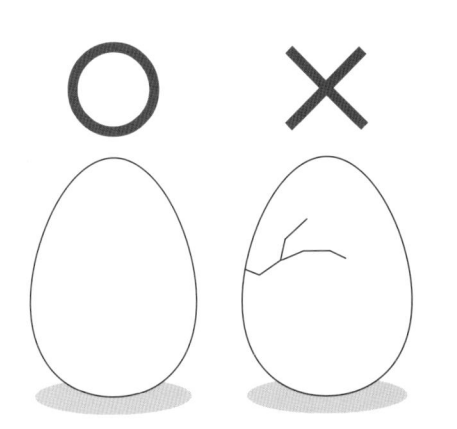

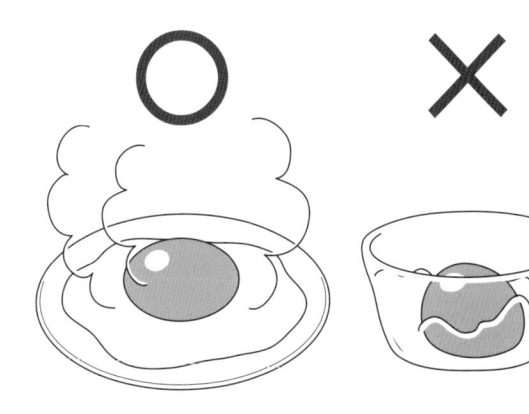

食中毒③　ノロウイルス

①病気の特徴と原因

　2002年8月にウイルス性食中毒の小型球形ウイルス（SRSV）がノロウイルスに改められました。

　二枚貝を生で食べる冬季にこのウイルスによる食中毒が多く発生しています。主に汚染されたカキが原因食品として知られています。その他にもウチムラサキ貝（大アサリ）、シジミ、ハマグリなどの二枚貝が言われています。

　冬季に人の小腸で増殖したウイルスが便中に排泄され、下水から沿海へと流出していき、ごく微量なウイルス量が貝の中腸腺に蓄積されていくと考えられています。

　特に、沿岸部で養殖されているカキやホタテなどの2枚貝は一日に120～600リットルもの海水を体内で循環させていると言われ、ウイルスが蓄積されやすいといえます。

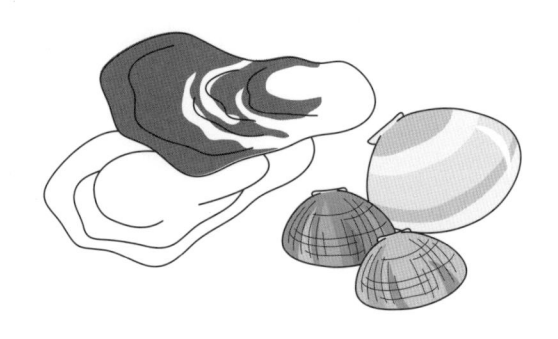

②症状

　潜伏期間は24～48時間で、症状は発熱（高くて38℃台）や腹痛、嘔吐、下痢などを伴なった急性胃腸炎です。通常は2～3日程で回復しますが、高齢者や易感染状態の人は脱水症状や合併症により重症化することがあります。

　また、感染しても発症しない場合や軽い風邪のような症状の場合もあります。

　症状が落ち着いた後も3～4日間、長い時は1～2週間も便からウイルスが排出されるため、感染予防が必要です。

③感染経路

　ノロウイルスはほとんどが経口感染により口から入り、体内で小腸上部の細胞に感染して増殖します。多くは汚染されていた貝類を、生あるいは十分に加熱調理しないで食べた場合です。

　その他に、食品取扱者（食品の製造などに従事する人、飲食店における調理従事者、家庭で調理を行なう人など）が感染しており、その人を介して汚染した食品を食べた場合や、感染者の便や嘔吐物から二次感染する場合があります。

　ノロウイルスによる食中毒は一年を通してみられますが11月くらいから発生件数は増加し始め、1～2月が発生のピークになる傾向があります。

　また、福祉施設でおむつ交換を素手で行ない、介護スタッフの手に付着したノロウイルスが食事介助などの何らかの行為を通じて利用者に感染することがあります。

④診断

便や嘔吐物を用いてウイルス学的な診断が必要であり、遺伝子の型からウイルスの検出を行ない診断します。便には通常大量のウイルスが排泄されるので、比較的容易にウイルスを検出することができます。

⑤治療

ノロウイルスに効果のある抗ウイルス剤はありません。脱水症状にならないように嘔吐や下痢などに対する対症療法を行ないます。一般的な止痢剤は、回復を遅らせることがあるので使用しないことが望ましいと言われています。

⑥予防対策（生活や介護の注意）

●調理時の注意

ノロウイルスは、主にカキの内臓の中腸腺と呼ばれる黒褐色をした部分に多く存在しており、調理時にまな板などを汚染する恐れがあります。専用の調理器具を用意するか、熱湯消毒を行なった後、洗剤と流水でよく洗うなどして、他の食材への汚染を防ぎましょう。ノロウイルスの失活化には、エタノールや逆性石鹸はあまり効果がありませんので洗浄をした後は、次亜塩素酸ナトリウム（塩素濃度約200ppm）で浸すように拭くことでウイルスを失活化できます。また、まな板、包丁、へら、食器、ふきん、タオルなどは熱湯（85℃以上）で1分以上の加熱消毒が有効です。

さらに、調理した後は手洗い、消毒を行ないましょう。

食中毒症状は感冒症状によく似ているので、発熱や咽頭痛などの症状の訴えがあるスタッフは調理に携わらないようにします。

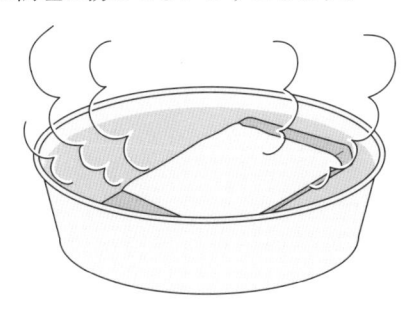

●汚染物の処理について

便や嘔吐物中にも大量のウイルスが存在しますので、処理には十分注意する必要があります。

利用者のおむつ交換などを行なう場合は、使い捨て手袋の使用と十分な手洗いを行ないましょう。おむつなどは、速やかに閉じて便などを包み込みます。おむつや拭き取りに使用したペーパータオルなどは、ビニール袋に密閉して廃棄します。（この際、ビニール袋に廃棄物が十分に浸る量の次亜塩素酸ナトリウム（塩素濃度約1,000ppm）を入れることが望ましい）。

床などを汚染した便や嘔吐物を処理する際は、使い捨てのマスクと手袋を着用しペーパータオルなどで静かに拭き取ります。拭き取った後は、次亜塩素酸ナトリウム（塩素濃度約200ppm）で浸すように床を拭き取ります。

ノロウイルスは少ないウイルス量で感染します。また、乾燥すると容易に空中に漂い、これが口に入って感染することがあるので、便や嘔吐物は速やかに処理し乾燥させないことが感染予防に重要です。

12日以上も前にノロウイルスに汚染されたカーペットを通じて感染が起きた事例も知られており、時間が経っても感染力のあるウイルスが残っている可能性があります。このためこれら感染源となるものは必ず適切な処理をしましょう。

肝炎〜ウイルス性肝炎〜

肝炎とは肝臓全体に炎症が生じた状態を言います。肝炎の原因はウイルス性、肝炎ウイルス以外のウイルス（EBウイルス、単純ヘルペスウイルスなど）によるもの、薬剤性、アルコール性、自己免疫性などがあります。

①病気の特徴と原因

現在、A型肝炎ウイルス（HAV）からB型（HBV）、C型（HCV）、D型（デルタ肝炎ウイルス）、E型肝炎ウイルス（HEV）までと1995年にG型肝炎ウイルス（HGV、GBウイルスとも言う）と1997年にTT型肝炎ウイルス（TTV）の7種類が確認されています。

肝炎ウイルスは、流行性肝炎（伝染性肝炎）を引き起こすA型肝炎ウイルス、E型肝炎ウイルスと、血清肝炎を引き起こすB型肝炎ウイルス、C型肝炎ウイルス、D型肝炎ウイルス、G型肝炎ウイルス、TT型肝炎ウイルスの2タイプに大きく分けられます。

日本人ではほとんどがB型とC型です。B型肝炎は減少傾向ですが、C型肝炎の感染者は増加しています。

②症状

主な初期症状として、食欲不振、全身倦怠感、感冒様症状、軽い腹痛（右のわき腹など）、食後の吐き気が見られます。

肝炎の急性期には黄疸（皮膚や眼球の白い部分が黄色くなるなどの症状）を伴うケースもよくあります。

慢性肝炎では上記のような症状がある場合もあれば、自覚症状が全くない場合も少なくありません。

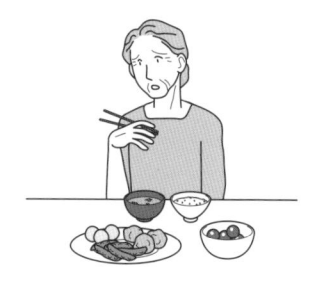

③感染経路

A型は汚染された飲食物を介して、経口感染します。潜伏期間は4週間程度です。発病する3〜4週間前から発症後数週間排出されます。数か月も排出されるという報告もあります。

B型、C型は血液や体液による血液感染です。輸血や血液製剤による感染や針刺しや皮膚にある傷からの感染、性交渉などの粘膜からの感染です。

その他B型では、母子感染ケースもあります。

輸血や血液製剤、母子感染はさまざまな対策の結果、減少傾向にありますが、可能性はゼロではありません。

E型は汚染された食品や動物の臓器や肉生食による経口感染です。予後もよく慢性化することはありませんが、妊婦が感染すると致死率は約20％と高いです。

D型は単独では発症しません。B型肝炎ウイルスと同時感染するか、B型肝炎キャリア（感染しているが、自覚症状がない状態）に感染します。日本ではほとんど見られません。

G型、TT型は十分に明らかにされていません。

④診断

多くは血液検査による肝機能検査値や、ウイルスの遺伝子や抗原や抗体量をもって診断されています。現在、HAV、HBV、HCV、HDV、HEVの5つの肝炎ウイルスについてウイルスマーカーの検出が可能となり、肝炎の確定診断が可能となっています。

発病後6ヶ月以上経っても肝機能検査値が改善しない場合は慢性化したと判断されます。

⑤治療

基本的な治療は、原則として急性期には入院して安静による保存的療法です。

B型慢性肝炎においては原理的に根治療法は極めて難しいです。B型慢性肝炎に対する治療として、2000年末にラミブジン、2006年初頭にアデフォビルが保険適用となり、治療に用いられるようになりました。

しかし、再び悪化したり、耐性ウィルスの発生も少なくありません。

C型肝炎ではインターフェロン（IFN）によりウイルスの排除や肝炎を静めることができる場合もあります。しかし、副作用などの問題があり、対象とならないケースもあるのが現状です。

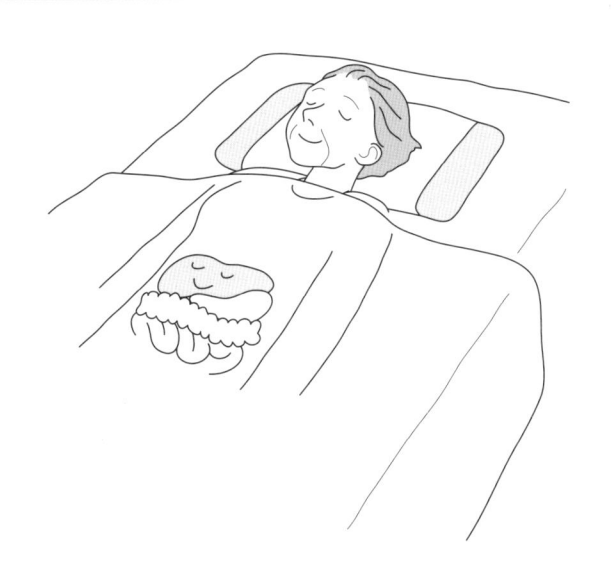

⑥予防対策（生活や介護の注意）

使い捨て手袋をはめてケアをする、手洗いをするなどの一般的な対応（スタンダード・プリコーション）と、針刺し・切創などで体液（汗を除く）や血液に触れないことです。

日常的な生活や入浴・食事介助などでは感染の危険性はありません。

しかし、口腔ケアやトイレ介助（オムツ交換）時には手袋をはめて介助することが必要です。

B型肝炎に関しては、積極的にHBワクチンが使用されており、その対象として医療従事者も含まれています。

環境面の血液汚染は拭き取った後に、70%消毒用アルコールか0.1%～1%次亜塩素酸ナトリウム液で清拭消毒します。

カミソリや電気ひげ剃り器は共有しないようにします。

血液などで汚染されたリネン類は80℃で10分の熱水処理を行なってから洗浄するか、血液を洗浄してから0.1%次亜塩素酸ナトリウム液に30分以上浸し消毒します。

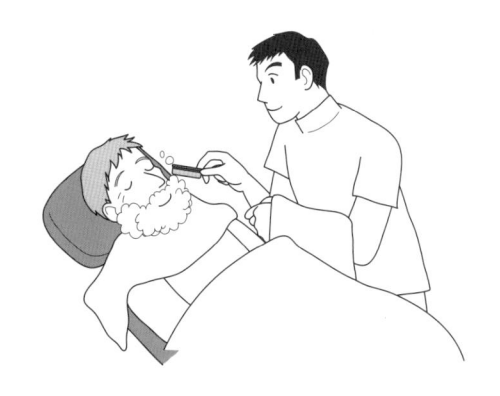

HIV 〜ヒト免疫不全ウイルス〜（エイチアイブイ）

HIVに感染して起こる病気がエイズ（AIDS：後天性免疫不全症候群）です。
現在、全世界でのHIVの感染者は全世界で1千万人に達するといわれています。

①病気の特徴と原因

日本のHIV感染者は1万人に達しています。また、検査を受けていない人数を考慮すると数万人にまで達している可能性も指摘されています。

HIVは、免疫系で重要な役割を果たすCD4陽性リンパ球に感染します。リンパ球が破壊され著しく減少すると体内の免疫力が極度に低下し、免疫が正常であれば排除できるような病原体にも簡単に感染する日和見感染を起こすようになります。

進行すれば、その他の合併症などを引き起こし死に至ることも多いです。

②症状

感染すると6〜8週間位で抗体ができます。

感染して数週間後に感冒様症状が出ることがあります。この症状は急性感染期と呼ばれ、1週間から長くても2〜3ヶ月程度で治まります。しかし、ほとんどの人には症状がありません。

この症状がない無症候期にある状態を無症候性キャリア（AC）といいます。

治療をしなければ、感染した約半数の人が10年以内に発症すると言われていますが、個人差があります。

さらに、免疫力が低下すると日和見感染などをおこします。この状態が「エイズの発症」であり、発病期といいます。

多くの場合、最初は全身倦怠感、疲れやすい、体重の減少、下痢、発熱などの症状です。感染症によって死に至るケースがほとんどです。

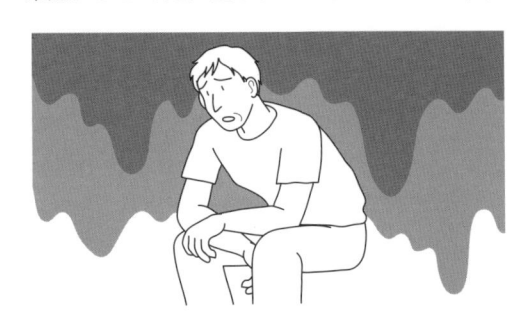

③感染経路

感染経路は性行為、血液感染、母子感染があります。HIVは通常では非常に弱いウイルスであるため、普通の社会生活で感染者と暮らしたとしてもまず感染することはありません。

一般に感染源となりうるだけのウイルスの濃度をもっている体液は血液・精液・膣分泌液・母乳があげられます。

感染しやすい部位としては粘膜（腸粘膜、膣粘膜など）、創傷などです。傷のない皮膚からは侵入することはまずありません。

以前は輸血や血液製剤からの感染がありましたが、現在では全ての血液が事前にHIVウイルス感染の有無を検査されているため、感染のリスクは非常に低くなっています。医療現場においては、針刺し事故などの医療事故による感染が懸念され、十分な注意が必要です。

④診断

HIV抗体検査によって診断されます。

感染後数週間、人によっては1ヶ月程度経過してからでないと十分な抗体が測定されないため、検査をすり抜けることがあります。これをウィンドウ期間と言います。

感染の可能性のある機会があって3ヶ月以上経ってから検査を受けて「陰性」と出た場合は、感染していないと考えられます。

⑤治療

現在、効果的な抗HIV薬が開発され、血中の測定感度以下にまでウイルスを抑えることができるようになりました。

しかし、いぜんとしてウイルスの撲滅にまでは至っておらず、エイズの発症進行を抑えているだけに過ぎない状態です。

また、複数の薬を同時に使用する多剤併用療法（カクテル療法、HAART療法）もあります。

患者予後は以前と比べると格段に向上しています。

⑥予防対策（生活や介護の注意）

使い捨て手袋をはめてケアをする、手洗いをするなどの一般的な対応（スタンダード・プリコーション）で体液（汗を除く）や血液に触れないことです。

環境面やリネン類の血液などの汚染に対する処理はウイルス性肝炎を参照して下さい。

HIV自体の感染力は非常に弱く、日常の生活で感染する可能性は低いといわれています。

全国の保健所やエイズ予防団体でも相談を受け付けています。また、保健所でHIV検査を実施しており、無料・匿名で行なうこともできます。また一般の医療機関でも、HIV検査を有料で行なっています。

HIVは表面の構造が変化する性質を持っているため有効なワクチン生産はされていません。

手洗いを念入りに行なう、手袋をはめてケアをするなど、一般的な対応から…

体液や血液に触れないために、意識的な注意も欠かせない

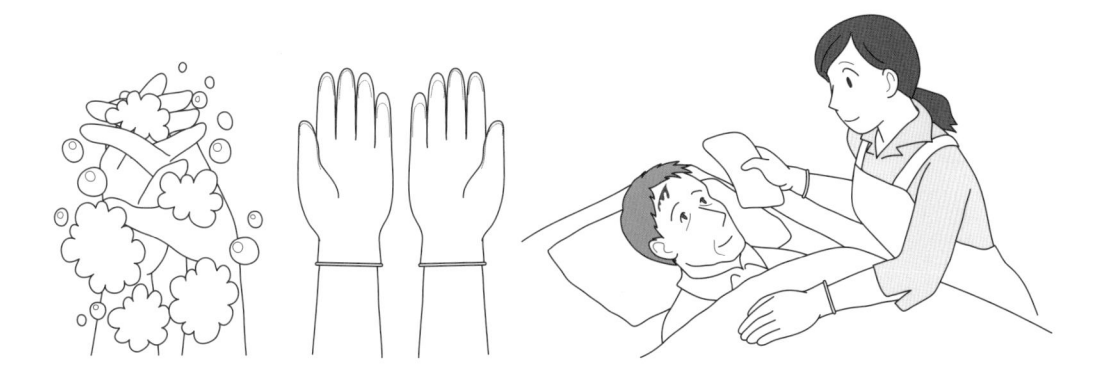

流行性角結膜炎（リュウコウセイカクケツマクエン）

● ウイルスで感染する急性の結膜炎です。
● 「はやり目」ともいわれ、伝染力が強いです。

①病気の特徴と原因

　主にアデノウイルス8型により引き起こされますが、19型・37型などによっても引き起こされます。
　以前は夏に多く見られましたが、近頃では一年中見られるようになりました。

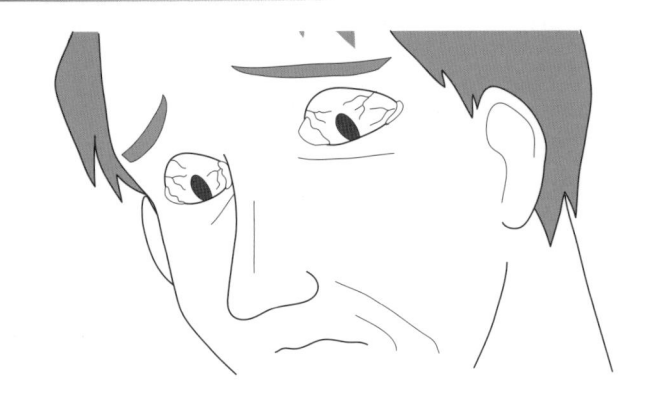

②症状

● 潜伏期は1～2週間程度です。
● 結膜炎と角膜炎を起こすため、角結膜炎と呼ばれます。

【結膜炎】
● 目が充血し、眼脂（めやに）が出ます。
● 片目の発症4～5日後に反対側の目も発症する場合が多いです。
● 涙目になったり、まぶたがはれることもあります。
● 少し視力低下を起こす場合があります。
● リンパ節がはれて痛みを伴うことがあります。
● まぶたの裏の結膜に白い膜ができ、眼球の結膜に癒着をおこす場合があります。
● 治癒するまでに約2～3週間かかります。

【角膜炎】
● 透明な角膜に点状の小さな混濁が生じ、痛みを感じます。
● 眩しさや目のかすみを感じることがあります。
● 視力障害を感じることがあります。
● 黒目の表面がすりむける角膜びらんを伴い、目の違和感や、痛みがひどくなることがあります。
● 治癒するまでに数ヶ月～1年に及ぶこともあります。

③感染経路

　手を介した接触感染が主です。感染した目を手で触れると、手にウイルスが付着します。
　ウイルスで汚染された手で物に触れると、その物にウイルスが付着して、他の人がそれに触れて感染するという経路がほとんどです。

④診断

原因はウイルス性の他にも、アレルギー性、細菌性などもあり、初期段階での判断は困難です。

現在では迅速診断法としてELISAやクロマトグラフィー法などにより、早期段階での判断ができるようになってきています。

⑤治療

結膜炎の段階では、有効な薬剤はありません。主に抗炎症剤の点眼を使用して、細菌の混合感染の可能性に対しては、抗菌剤の点眼を使用します。

さらに角膜炎の症状がみられるときは、ステロイド剤を点眼します。

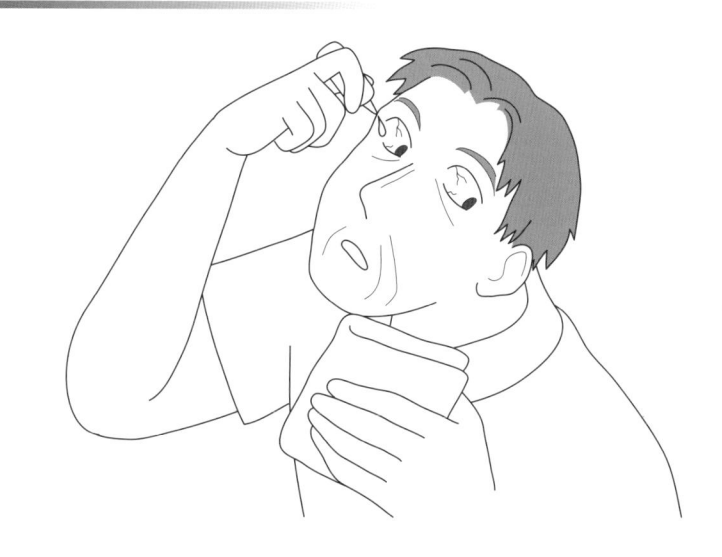

⑥予防対策（生活や介護の注意）

- 手洗いを行ない、手で目をこすったり、顔に触れたりしないようにします。
- タオル類と洗面器の共有はしないようにします。
- 感染者は入浴は最後に入り、その湯はすぐに捨てます。
- 流行時には、院内感染による流行拡大もあるため、特に注意しなければなりません。

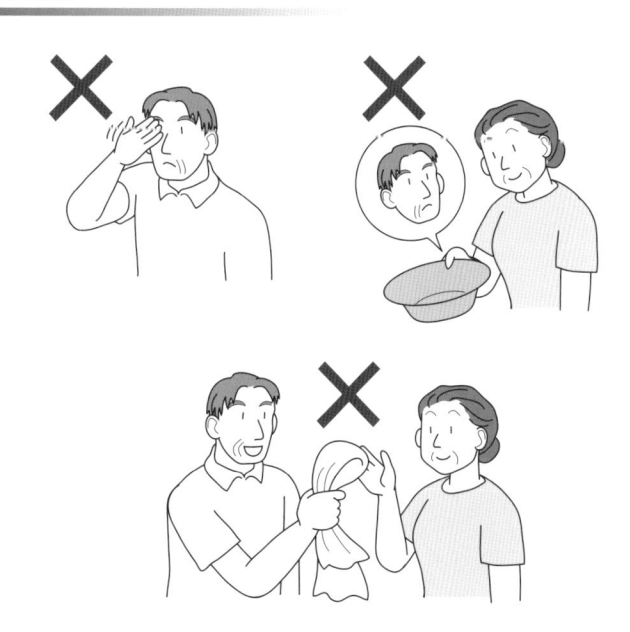

白癬（ハクセン）

白癬とは白癬菌が感染して発症することです。白癬菌とは水虫菌のことであり、真菌（カビ）の一種です。人や動物のケラチン蛋白を好み栄養源とする真菌（ケラチン好性真菌）です。

①病気の特徴と原因

食物に青カビが寄生するように、白癬菌は、皮膚・毛・爪などに寄生して、病気（白癬）を生じます。

菌が皮膚表面・毛・爪などに感染する浅在性白癬と、菌が皮膚内に侵入し肉芽腫を作る深在性白癬に分けられます。

白癬の種類は、発生部位によって分類するのが一般的です。

頭部白癬（しらくも）、体部白癬（ぜにたむし）・股部白癬（いんきんたむし）、足白癬（みずむし）、爪白癬（爪みずむし）があります。

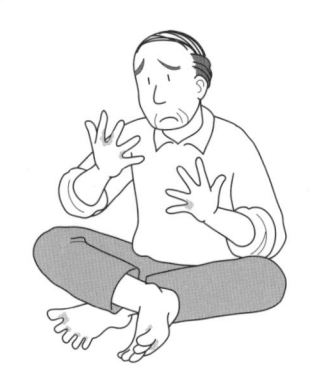

②症状

【足白癬（みずむし）】
- 趾間型、小水疱型、角質増殖型の3つに分類されます。
- 趾間型足白癬は、足趾の間の皮膚が白くふやけたようになります。
- 冬は症状が治まりますが、夏になると再発することが多く見られます。
- 小水疱型足白癬は、土踏まずや足の縁などに小水疱が多発します。
- 角質増殖型足白癬では、足底全面から足縁にかけて広範囲に発赤・角化・落屑が生じます。
- 高齢者に多く、痒みがなく水虫と自己判断しにくいです。
- 手白癬は比較的にまれで、手荒れに症状が似ています。

【爪白癬（爪みずむし）】
- 趾爪白癬は足白癬から菌が爪の中に侵入し、指爪白癬は足白癬や他の白癬の掻破によって菌が爪の中に侵入します。
- 感染した爪は肥厚し、黄白色に混濁し爪甲はもろくボロボロになります。
- 爪には多くの神経があるため、不快感が強く、痛みも伴います。

【頭部白癬（しらくも）】
- 白癬菌が頭毛・ひげなどに寄生して生じます。
- 10歳以下の小児がほとんどで、成人では高齢の女性に増加しています。
- 症状は、類円形の銀色の鱗屑を伴う脱毛斑（頭部浅在性白癬・しらくも）のものと、脱毛を伴う膿瘍ないし結節性病変（ケルスス禿瘡）があります。
- 重要な症状は、力を入れず軽く毛を引っぱってみただけで、病巣部の毛が容易に抜けることです。
- 成人男性のひげの部分に生じる白癬性毛瘡は、かさぶたを付けた膿瘍・結節が多数でき、難治です。
- 糖尿病に合併することが多く、重症の足白癬を持っていることが多いです。

【体部白癬（ぜにたむし）・股部白癬（いんきんたむし）】
- 頭・陰股部・手のひらと生毛部（うぶ毛の生えている皮膚）に生じる白癬です。
- 体部白癬では、小型の類円形紅斑が生じ、辺縁はやや盛り上がったブツブツ（丘疹）ができ、リング状の形になり、痒みが激しいです。
- 股部白癬は、陰股部に生じる白癬です。
- 股の付け根に辺縁が盛り上がったリング状の紅斑ができます。
- 本人ないし家族に足の水虫があることが多いです。
- また、局所的な原因（発汗、表皮剥離、間擦部位、ステロイド外用）や全身的な原因（悪性腫瘍、内分泌異常、糖尿病、ステロイド内服）などが感染を促進させる因子になります。

③感染経路

人、動物（猫、犬、牛）、土壌からの直接感染のほかに、菌を有する病的材料（鱗屑、毛）が付着するスリッパ・浴場の足拭きマット、畳、床などを介しての間接感染が考えられます。

頭部白癬（しらくも）は猫に付着している菌（ミクロスポルム・カニス）や柔道をはじめ格闘技選手の間で流行している菌（トリコフィトン・トンズランス）が原因菌として重要です。

体部白癬（ぜにたむし）・股部白癬（いんきんたむし）もペットの猫などの原因が見られます。

④診断

一般に苛性（かせい）カリ鏡検法（きょうけんほう）が用いられます。

まず、病変部から白癬菌が寄生していると思われる皮膚の角質層の一部をハサミ、メス、ピンセットなどで少量取ります。

それを顕微鏡観察用のスライドガラスにのせ、苛性カリ液で溶かし、顕微鏡で菌を見つけます。

約5分（爪は約10分）で白癬菌の有無が判断できます。

また、さらに菌を培養してその形態の特徴から菌種を確定することができて、病気の臨床的特徴や治療経過を把握することができます。

⑤治療

白癬菌は寄生部位により診断名が異なり、治療法も少し異なります。

菌の寄生部位の表皮、毛、爪などの入れ替わる期間、抗真菌剤の濃度を保てば、治療できるはずと考えられています。

足白癬は、軽症で最低3ヶ月、重症例では1〜2年、爪白癬は、手爪は6ヶ月、足爪は1〜1年半、体部白癬・股部白癬は約1ヶ月、頭部白癬は2〜3ヶ月の治療期間が必要と考えられています。

外用剤や経口抗真菌剤を使用します。

診断が間違っているとかえって悪化しますので正しい診断が決め手です。

皮膚科医による診断と薬を処方してもらいます。

⑥予防対策（生活や介護の注意）

- 利用者に白癬が見られる場合は高温多湿を避けて患部を清潔に保ちます。
- 家族内に感染者がいる場合には同時に全員が治療を行ないます。
- 感染源として可能性が高い共用するスリッパ・サンダル・浴場の足拭きマットなどは頻回に取り替え消毒（日光・熱湯）します。
- 飼育している猫、犬が居る場合は、必要により診察・治療を行なった方がよいでしょう。
- 利用者宅へ入る時には素足は禁則です。替えの靴下も持参したほうがよいでしょう。
- 足浴など直接患部を触る場合には使い捨て手袋を使用します。

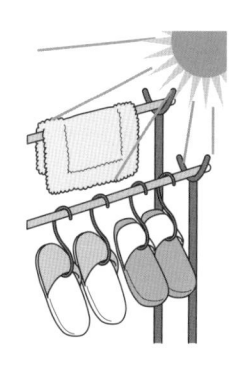

第2章 感染予防のポイント

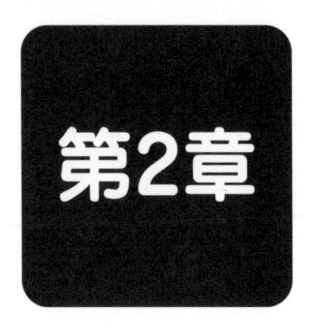

●**安全と健康を守る感染予防のポイント**

　介護の現場ではさまざまな疾患や症状をもった人がケアを受けています。そのため、利用者や介護スタッフの安全や健康を守るために感染予防は重要と言えます。

　いつでも、どこでも起こりうる恐れのある感染に対し、基本的な知識と適切な介護の技術、そして十分な情報把握をしてケアに取り組みましょう。

1、利用者の感染リスクを把握する

　介護の対象者はさまざまな病気や障害を持っています。その中にはすでに何らかの感染性の疾患や病原菌を保持している人も多くいます。まず、感染しているか、感染しやすいか、感染する危険性は何かなどの感染リスクを知りましょう。

　介護保険では主治医の意見書に感染の有無の情報記載欄があります。ケアマネジャーはこの意見書を本人の文章による同意を得ると入手できます。新規の利用者にはこの情報入手が欠かせません。ですがその一方で、利用者のプライバシーに関わることなので、慎重に行なうことも忘れないよう意識してください。

2、ケアの手順と感染予防を援助計画に具体化する

　介護の対象者には呼吸器の疾患で呼吸状態の悪い人、胃腸の虚弱な人、体力や免疫力が低下している人、褥瘡（じょくそう）や皮膚に創傷がある人など感染のリスクが高い人が大勢います。また、泌尿器や呼吸器などは感染が起こりやすく、感染症状が悪化する可能性が高い経路に医療チューブを挿入している利用者などがいます。

　利用者が暮らす環境もさまざまで、暖房器具がなく風邪を引きやすい、掃除が行き届かずにゴミが多くねずみやゴキブリが横行している、高齢で食物が腐敗していることが分かりにくい人など感染の危険性が多い環境に暮らす人もいます。

　一人一人の援助計画には、その利用者の病気の既往や健康状態、住宅環境などの背景を踏まえて、感染予防の視点を織り込み立案することが大切です。

3、感染源を把握し、触れない、感染を受けない
　感染源は病原菌です。それは食べ物、皮膚、害虫、空気、血液、便などあらゆるものに生息しています。これらの感染源に触れない、吸い込まない、食べないことが基本です。

①血液にはさまざまな病原菌が存在する危険が高いので素手で触れてはいけません。血液が混入している可能性が高い嘔吐物、便、創傷などに触れる場合は使い捨て手袋を着用します。無ければ代用として、ビニール袋に手を入れて直接触らないように注意しましょう。
②食中毒の予防には煮沸や火を通すこと、また、汚染した調理器具に熱湯をかけたり手指をよく洗うなどが必要です。
③風邪をひいている介護スタッフは、原則として直接ケアをしないようにしましょう。やむを得ない場合はマスクを着用したりと、十分に感染予防に努めましょう。

4、感染経路を遮断する
　感染は人の手を通じて拡大したり、くしゃみやせきによる飛沫により呼吸を通して取り込まれたり、創傷から直接感染したりと経路は多様です。
　その、感染経路を遮断することが私たちが一番容易に行なうことができて効率よく予防ができると考えられます。
　そのために正しい知識と技術を習得する努力を行ない、感染予防を実行しましょう。

5、感染に負けない体力づくり
　食事や清潔保持、環境整備などに気をつけて感染に負けない体力づくりをしましょう。
　介護スタッフは定期的な健康診断を受けて健康管理を行なうことが大事です。睡眠や休養、バランスのよい食事やストレス解消など心身の健康管理も忘れずに。

6、感染に対する知識や情報の把握
　感染は流行するものや季節により大量発生する場合もあります。
　新聞やニュースなどから感染情報を収集し、敏感にキャッチすることが大切です。

手洗いの基本

1、時計や指輪は、はずして行ないます
2、手指は石鹸を使用し流水で十分に洗います
3、ケアの前後に手洗いを行ないます
4、指先から手首までムラなく洗います
5、手洗い後はペーパータオルか清潔なタオルで拭きます

日常的手洗い方法について

　日常生活において、食前やトイレの後などに行なう簡易な手洗いのことです。流水のみの場合、石鹸を用いる場合があります。

　手指をこすりつけ、忘れがちな指間や親指、手首までしっかり洗うことが大事です。手指の表皮に付着した一過性の細菌を取り除くことはでき、食中毒など市中感染（院外感染）の予防にはある程度の効果が期待されますが、感染予防としては不十分です。

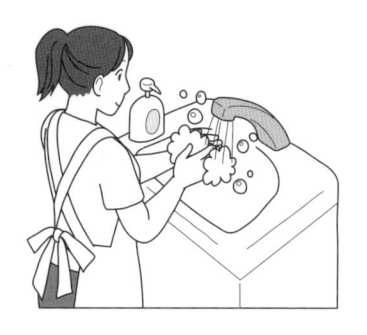

衛生的手洗い方法について

　医療においての感染予防として行なう手洗いです。皮膚通過菌のほとんどを除去することを目的とします。抗菌成分入りの薬用石けんを使用する場合もあります。微生物により高度に汚染されていると思われる場合などには、速効的に殺菌力のある消毒薬を用いて行ないます。

　手洗い後には使い捨てペーパータオルなどを用いて、タオルからの再汚染を受けないようにします。消毒の使用には以下の方法があります。

①スワブ法（清拭法）
　ガーゼや脱脂綿などにアルコール系消毒薬を十分に染み込ませて、皮膚の表層の雑菌をふき取ります。消毒液は消毒用エタノールなどがあります。

②スクラブ法（洗浄法）
　石鹸液や消毒液を手に取り、もみ洗いを行ない、微生物を乳化して病原体を取り除きます。その後、流水で20秒間程度手洗いをします。

③ラビング法（擦式法）
　エタノール含有速乾性手指消毒薬によるラビング法は、簡便で確実に除菌を行なうことができる方法です。手洗いの順序に従って、指先から手首までムラなくよく擦り込みます。

手洗いの方法

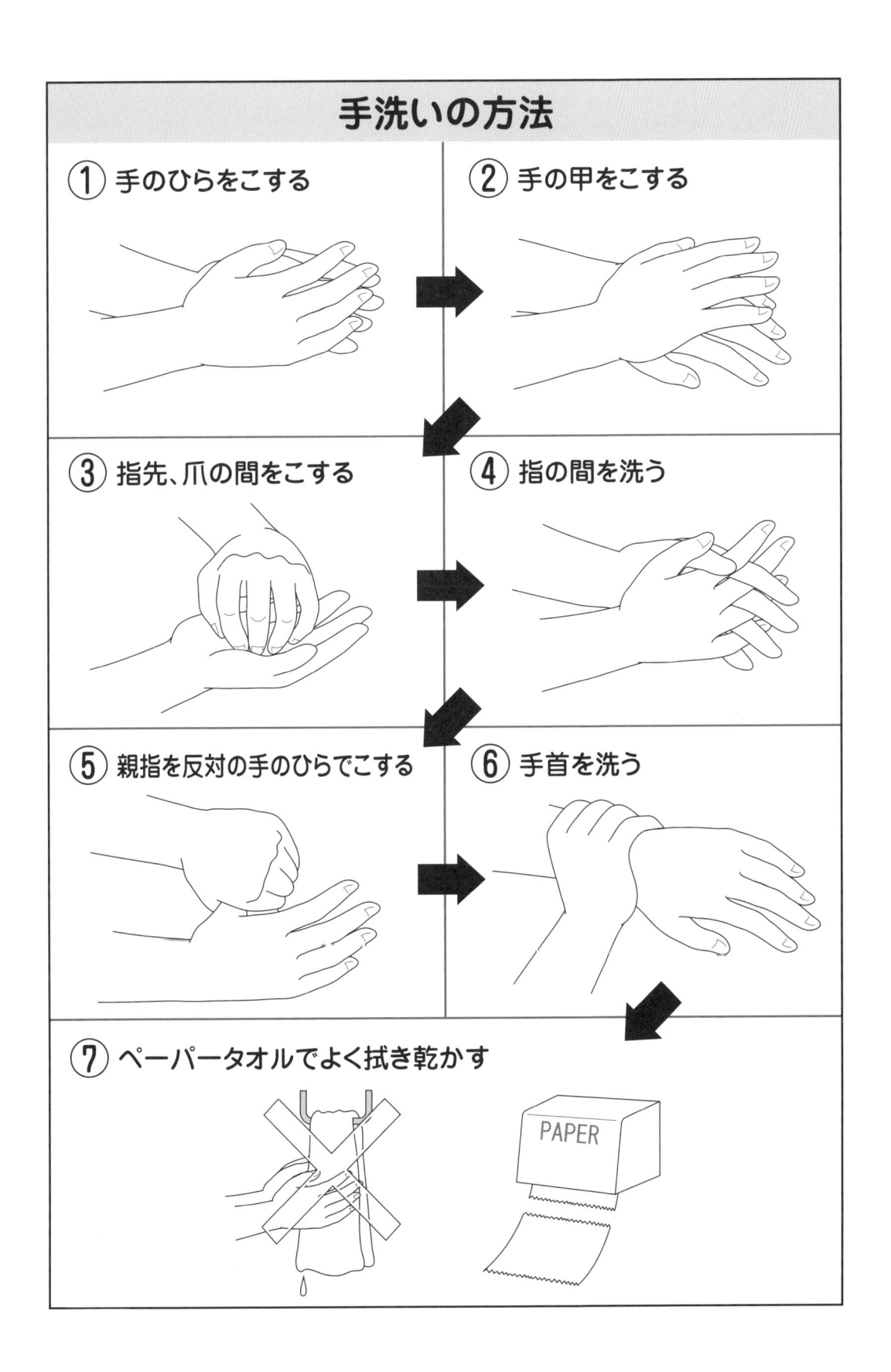

① 手のひらをこする

② 手の甲をこする

③ 指先、爪の間をこする

④ 指の間を洗う

⑤ 親指を反対の手のひらでこする

⑥ 手首を洗う

⑦ ペーパータオルでよく拭き乾かす

うがいについて

1、ガラガラうがいは咽頭部の洗浄と保湿が目的
2、ブクブクうがいは口腔内の食物残渣を取り除く

うがいの目的

のどは病原菌を体内に進入させないために、たくさんの病原菌が付着しています。
それらの病原菌により感染したり、くしゃみや唾液として外部に放出されたりします。
また、口腔内に食物が残っていたり、不衛生な状態であると飲み込んで肺炎（誤嚥性肺炎）などの原因にもなります。
うがいで口腔内が無菌になるのではありませんが、病原菌の数を減らすことができる簡単な感染予防のひとつです。
口腔内の乾燥も防いで免疫力の低下も予防します。

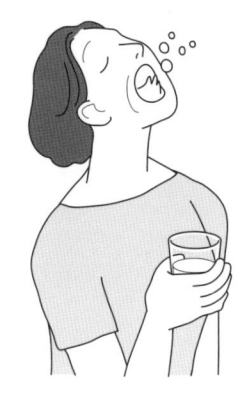

うがいの方法

①約20mlの水、うがい薬を希釈したものなどを用意する

②最初はブクブクうがいで口腔内の食物残渣を取り除く

③咽頭部まで行なえるように、上を向いてガラガラうがいを15秒程度行なう

④③の行程をもう一度、繰り返す

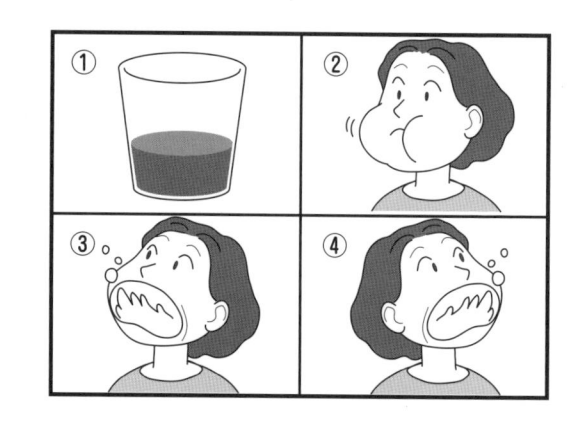

うがいの補足情報

●緑茶のカテキンやビタミンCにウイルスの増殖を抑える働きがあると言われているため、うがいに使用してもよいでしょう。

●外出からの帰宅後など通常は水でのうがいでかまいません。口腔内に炎症がある場合や感冒などの感染の流行時は、殺菌効果がある薬液によるうがいが効果的です。

●うがい薬は口腔内の常在菌を死滅させてしまうことがあるので、過度に使用しないようにしましょう。

おむつについて

1、便や尿などの排泄物は、感染源が多いため処理に注意する
2、一人一人のおむつ交換につき、手袋を交換する

おむつ交換時は使い捨て手袋をしましょう

● 便や尿により交差感染を起こす可能性がある

● おむつ交換を行なった手指を介して接触感染を起こす可能性がある

● 腸管には大腸菌、ピロリ菌、緑膿菌、尿路には大腸菌、腸球菌、皮膚には黄色ブドウ球菌、表皮ブドウ球菌など他にもさまざまな常在菌が存在する

● おむつや衣服の中には疥癬虫などが寄生している皮膚の落屑などが存在することがある

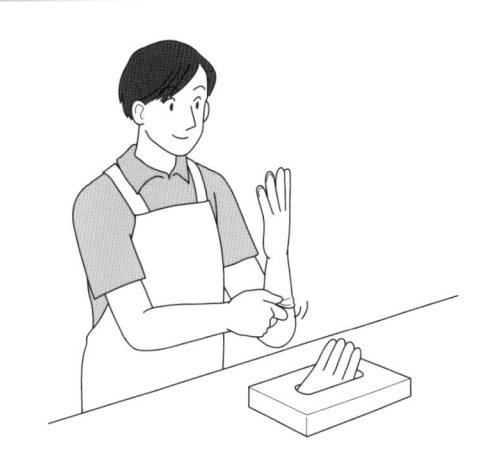

おむつ交換時の注意

● おむつ交換は、毎回、使い捨て手袋を交換することが重要。手袋をはずした後は手洗い・消毒を施行する

● 褥瘡、痔、創傷などがある場合には病原菌が存在していることが多いため、これらを散布しないよう注意が必要

● 交換時にほこりが飛散しないように静かに行なう

● 排泄物、血液などに触れる可能性の高い時にはマスク、エプロンの着用を行なう

● 汚染したおむつは床に置かず専用のバケツなどに入れる

● ドアノブ・電話・コンピュータなどの公共物に触れる時は手袋を外す

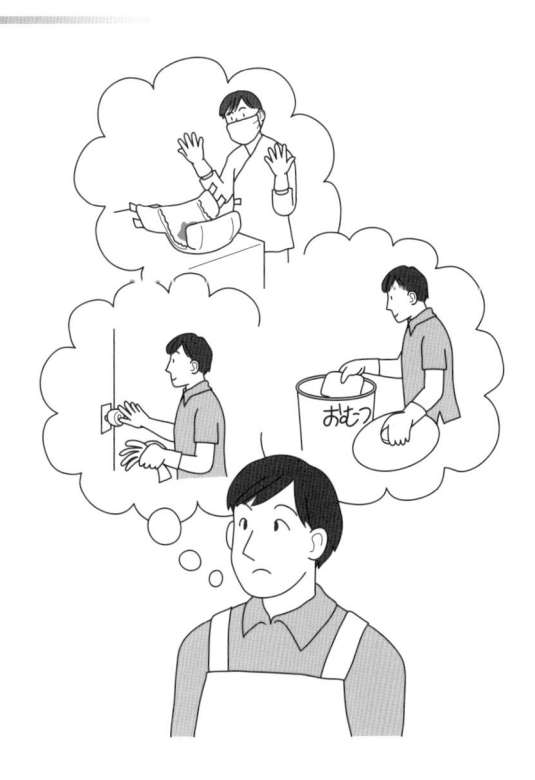

血液・嘔吐物・創傷は素手で触らない

1、血液には肝炎ウイルス、嘔吐物にはノロウイルス、創傷には緑膿菌など、他にもさまざまな病原菌が潜んでおり感染の恐れがある
2、血液感染経路は針刺しなどの経皮曝露、目や口腔の粘膜などからの経粘膜的曝露、手荒れなどの既存の創傷部位への曝露がある
3、嘔吐物は正しい処理をしなければ容易に感染が広がる場合がある。スキンケアなど直接利用者に触れる時も、微細な創傷があるリスクを考慮して注意する

なぜ素手で触れてはいけないのか

　血液や他の体液には、すべて感染源のリスクがあるものとして取り扱うことが重要です。特に血液内には未知なものあるいは検査未実施の病原体を含んでいる可能性がありますので、常に慎重に取り扱うことが欠かせません。血液が混入していると思われる排泄物なども同様です。
　無数の病原菌が存在する危険性があるので、普段から衛生状態に気をつけ、危険性のある行動をとらないことが最善の予防対策といえます。正しい処理を習得して感染源が含まれる危険性のある液体には絶対に素手で触れないように注意しましょう。

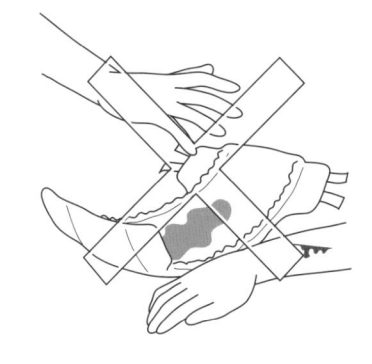

感染源の処理時の注意

●嘔吐物は使い捨て手袋を着用して、ペーパータオルなどで静かに拭き取る

●鼻出血・吐血・喀血などの血液にも使い捨て手袋を使用する

●口腔ケアなどの粘膜に触れることが考えられる時は使い捨て手袋を着用する

●使い捨て手袋が無い場合にはビニール袋に手を入れて代用する

●利用者の体に直接触れるケアの時は使い捨て手袋を着用する

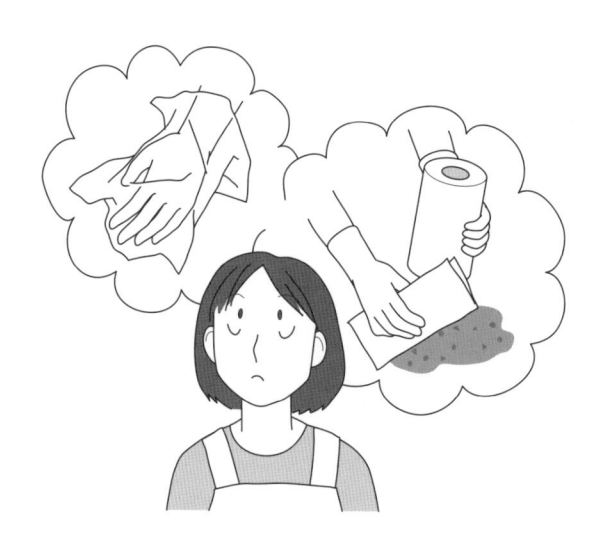

手指消毒について

1、石鹸を使用し流水での手洗いのみより、消毒薬を使用すると簡便に確実な除菌ができる
2、流水で手洗いができない時に便利
3、消毒薬は速乾性がありタオルやペーパーで手を拭く必要がない
4、消毒薬は携帯用のスプレー式噴霧器などがあり手軽に持ち運べる
5、消毒薬は1回噴霧より2回噴霧のほうが効果的である（P70〜75の「手洗い実験の実施とその結果（1）〜（6）」を参照）

手指消毒の目的

　手指消毒とは、手指の一過性微生物を殺菌あるいは除去を行なうことです。汚れや有機物質で手指が汚染されていない場合は、アルコールを含有する消毒薬を使用しても手指消毒が可能ですが汚染されている場合は効果は低下します。
　消毒薬は十分な効果が期待されますが、不十分な技術やアルコール消毒の不足などから、手指表面の全域を消毒が行なえなかった場合は、汚染部分を残すことになり消毒の効果は得ることができません。
　正しい方法を習得して薬液消毒を活用しましょう。

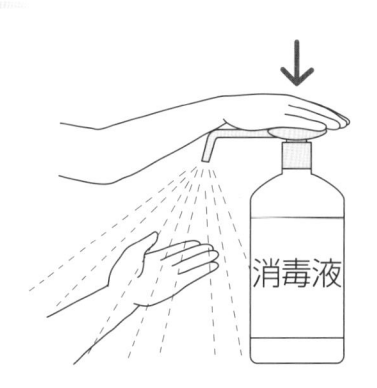

消毒薬の使用時の注意

●速乾性手指消毒薬は、指先の爪の間から手首まで濡らすのに十分な量（約3ml）を手に取り使用する

●掌、甲、指先、爪の間、指の間、親指、手首によく擦り込む

●手指に創傷などがある場合は消毒薬が刺激することがあるので注意する

●血液や体液の付着している有機物質や石鹸は消毒の効果を下げるので、よく流し落としてから使用する

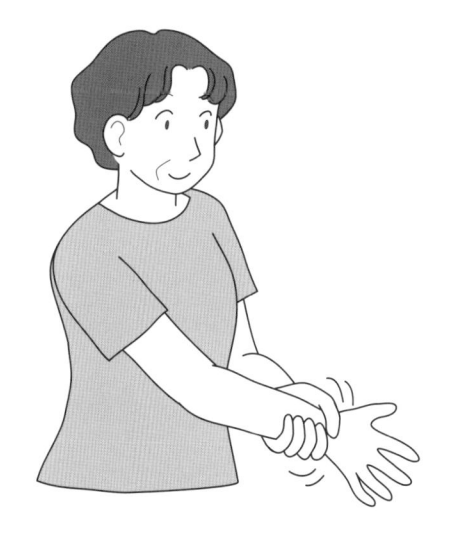

接触感染を防ぐポイント

1、首から上は触らない
2、手荒れは感染の温床

顔や髪など首から上は触らない

　きれいに手洗いをしても、介護スタッフが自分の鼻や口、髪の毛、メガネなどに触るとそこに付着した病原菌により自分自身に感染を引き起こすこともあります。

　また、MRSAは鼻腔内に細菌が定着しているので、保菌者であれば媒介してしまう危険性もあり得ます。

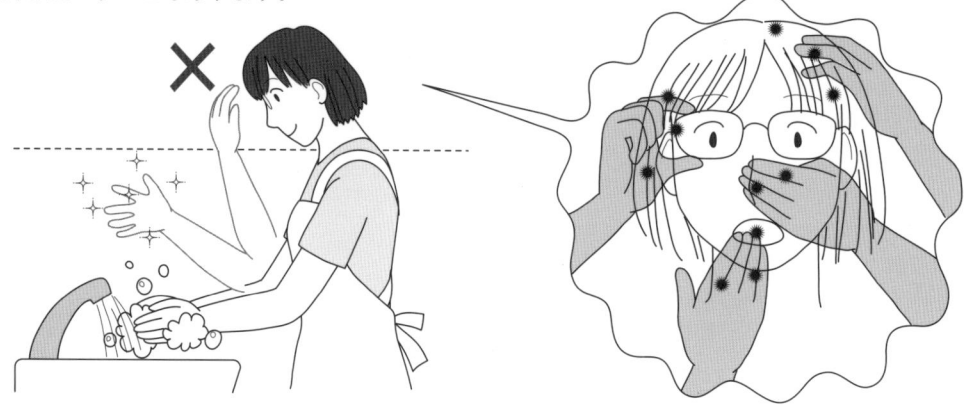

手荒れは感染の温床

　手洗いを頻繁に行なうと手荒れがひどくなります。
　荒れた皮膚は病原菌が付着しやすいため、感染源の媒介や自分自身の感染も起こりうる状態になる危険性があります。また、手荒れがひどくなると　手洗いや消毒を行なうことに支障をきたすため、清潔を確保できずに感染伝播の問題にもつながります。
　ハンドクリームなどで保湿を心がけ、日常的に手荒れ対策を行なうことが必要です。

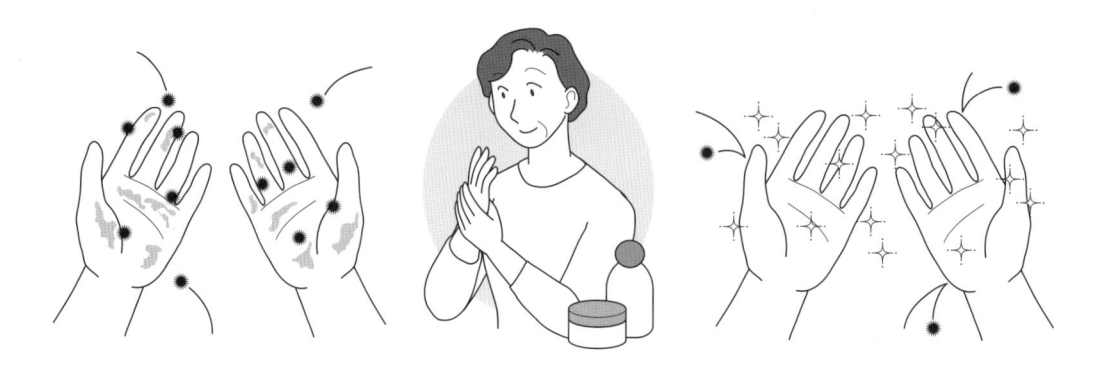

消毒薬について

消毒薬については、「用途と特徴を理解して適切に使用すること」「病原菌に有効なものを使用すること」を心がける必要があります。下に消毒薬の「種類と特徴」「有効性」をそれぞれまとめましたので、参考にしてください。

消毒薬の種類と特徴

薬品	商品名	用途	特徴
●アルコール類	消毒用エタノール	●注射や採血部位の皮膚の消毒 ●体温計や聴診器などの医療器具の消毒	粘膜・損傷部分の消毒には刺激があるので用いられない
●界面活性剤 ●塩化ベンザルニニウム	オスバン10% ウェルパス2%	●器具や機材の消毒および手指の消毒	発疹・かゆみがあらわれたら中止
●クロルヘキシジン ●グルコン酸クロルヘキシジン	ヒビテン	●もっとも繁用されている。手指や皮膚の消毒、手術部位の消毒に広く用いられている	まれに発疹、じん麻疹が見られる症状が出たら使用中止。再使用しないこと
●ハロゲン化合物 ①塩素製剤 　次亜塩素酸ナトリウム	ピューラックス	●病室・器材・器具などの消毒	強アルカリ性と酸化作用による粘膜障害金属腐食を起こす
②ヨード製剤 　ボビドンヨード	イソジン液10% イソジンゲル10%	●手指の消毒、皮膚・手術部位、粘膜（口腔・膣）の消毒	長期接触による、接触性皮膚炎あり。乾燥させないと消毒効果が期待できない

消毒薬の有効性（消毒薬の消毒対象物の用途と対象微生物の有効性について）

	一般細菌	緑膿菌	MRSA	結核菌	真菌	芽胞菌	HBV	HIV	用途別 皮膚	傷口	器具	環境	排泄物
消毒用エタノール	○	○	○	○	○	×	○	○	○	×	○	△	×
オスバン・ウェルパス	○	○	△	×	△	×	×	×	○	○	○	○	×
ヒビテン	○	○	○	×	△	×	×	×	○	○	○	○	×
ピューラックス	○	○	○	△	○	○	○	○	×	×	○	○	△
イソジン	○	○	○	○	○	△	○	○	○	○	×	×	×

○=有効　△=やや有効　×=効果なし

第3章 介護スタッフの悩みに対する答え ～Q&A～

●介護スタッフの感染予防に対する考え方と現状について

　高齢者の人口増加に伴い、ヘルパー・介護スタッフの人数も劇的な増加傾向にあります。ですが、現場では利用者・介護者ともに深く関係のある感染事故の発生は決して少ないとはいえないのが現状です。それも影響してか、実際に介護者の感染に対する関心はとても高くなっています。

　下の図表Aは、社団法人　長寿社会文化協会の発行した「在宅介護現場における介護職の感染症予防に関する調査研究小冊子」の中に掲載されている「ヘルパーの感染への関心状況」（上記冊子のP20図表3―18）ですが、これを見ても、感染に対して日常的に（予防対策を）注意している人が半数近く（45.3%）おり、また、「知識の不足」と感じている人が27.6%にのぼりますが、反面、「特に不安を持っていない」と答えた人が少ないことが分かります。

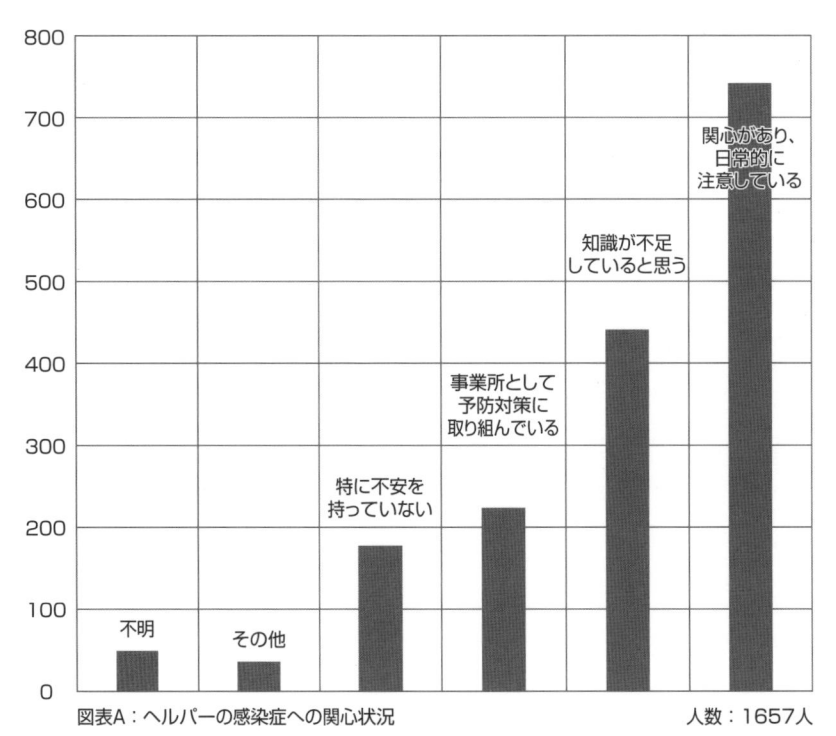

図表A：ヘルパーの感染症への関心状況　　人数：1657人

この、介護者の感染に対する関心が高い背景には、感染を予防するための手立ての整備が遅れている現状があります。具体的に述べると、感染予防について、事業所による教育が行き届いていない状況があり、その理由として、「時間がない」が全体の4割を占める回答として、またそれに続いて「やり方が分からない」などが挙げられるようです。

　とはいえ、介護者にとっては、感染予防はサービスを行なう上で欠かせません。下の図表Bは、同冊子に掲載されている「感染予防の教育や研修」と題した、感染予防の教育や研修の必要性についての回答をまとめたデータです。これによると、感染予防の教育や研修に関して、「非常に必要性を感じる」人は52.7％にものぼり、また「あれば受けたい」と答えた人は33.3％です。じつに9割近くの介護者が、感染予防についての知識を欲している状況が見てとれます。

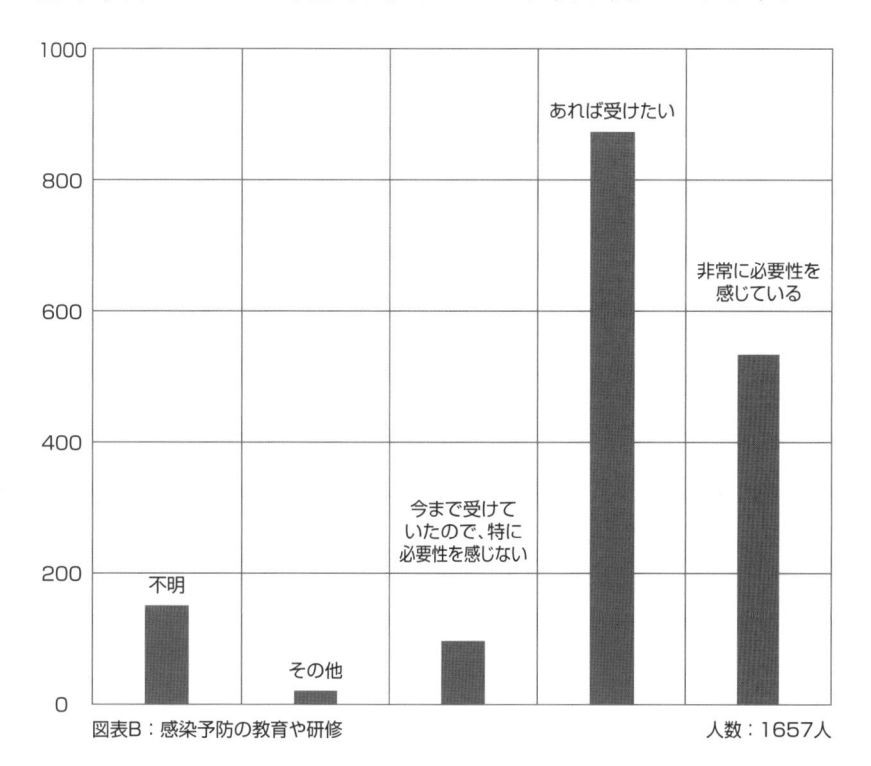

図表B：感染予防の教育や研修　　　　　　　　　　人数：1657人

　感染予防についての、これらの不安の解決に少しでもつながればと、この章では、介護者から寄せられた実際の声の中から、特に参考になりそうなものを10件選び出し、「介護スタッフの悩みに対する答え」としてQ&A形式で回答を添えました。

　これらの悩みに対する回答を、介護サービスの質を向上させるための参考にしてみてください。

介護スタッフの悩み①

ケアを行なう時に感染予防のための用品を使用したいが、利用者様やご家族の目が気になって…

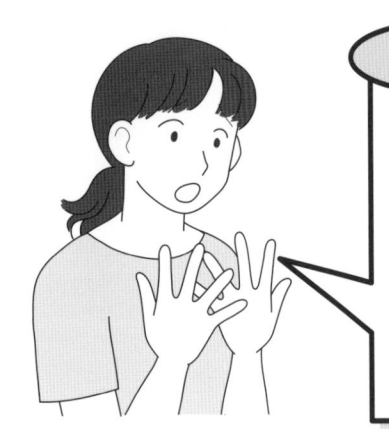

Q. ケアを行なう時に手袋やマスク、エプロンを装着すると、利用者様やご家族に嫌な目で見られるので装着することがなかなかできません。着用の大切さ理解していただき、スムーズに感染予防を行なうことのできるよい工夫はありますか?

A. ケアの際に手袋などを装着することは、双方にとって大切なことです。そのことを伝えるために、利用者様、ご家族に向けた「感染に対するパンフレット」(次頁に掲載)を作成し、現場で活用してみるのも工夫の一つでしょう。

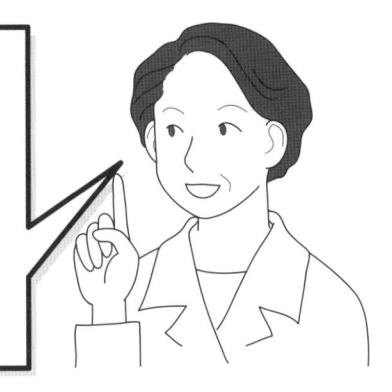

→感染症に関するパンフレットを活用しましょう

感染予防を行なう際は、利用者と家族を一単位として指導・説明を行ない、協力していただくことが大切です。

口頭での指導や説明は理解し難く、ましてや高齢者になればなおさらです。

必要最低限の情報が漏れなく、明確に記されているようにしましょう。

なじみやすいデザインやイラストなどを取り入れて、抵抗感や難しいイメージを与えないように工夫しましょう。

利用者・家族へのパンフレット（例）

感染予防について

感染予防は大切なことです。
私たちは安全を第一にケアを行ないます。

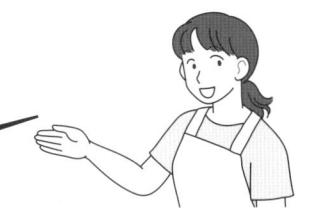

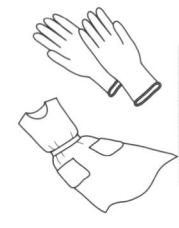

感染予防は
1、利用者さまやご家族を感染症から守る
2、介護スタッフを感染症から守る
の2つの意味があります。

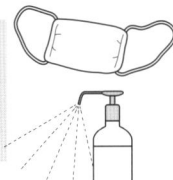

●感染の経路には主に以下の4つがあります。

接触感染（せっしょくかんせん）
手や器具などによって感染します

飛沫感染（ひまつかんせん）
せき、くしゃみ、会話などによって
飛び散り、感染します

空気感染（くうきかんせん）
空気中をただよい、感染します

血液感染（けつえきかんせん）
針やカミソリなどから感染します

利用者さまが感染していなくても、感染予防の基礎は
「全ての血液、体液、分泌液、排泄物などは感染の危険がある」
と考えることになっています。
そのため、全ての利用者さまのケアに、使い捨て手袋、エプロン、マスク、
消毒液などを使用させていただきます（ケアによっては使用しない場合もあります）。

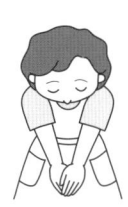

以上の内容に同意します。

氏名　　　　　　　　　　　　　印

※約170％の拡大率でA4サイズの用紙として使用できます

介護スタッフの悩み②

ケアを行なう際に感染予防のための用品を使用したいが、利用者様が気分を害されないような「声かけ」を知りたい

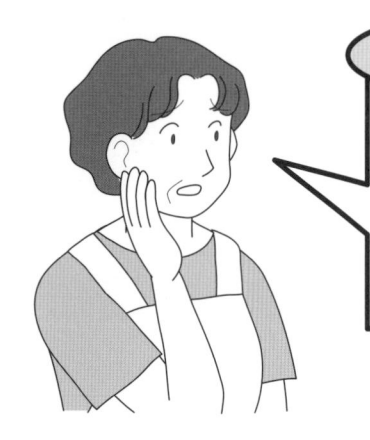

Q. ケアの際、手袋やマスク、エプロンを装着するのに、「声かけ」や「気をつけること」として、利用者様やご家族の方が嫌な気分にならないような工夫はないでしょうか？

A. 手袋やマスク、エプロンは「介護スタッフの身を守るだけではなく、利用者様の身を守るためにも大きな役割がある」ことを伝えるよう、努めてみましょう。

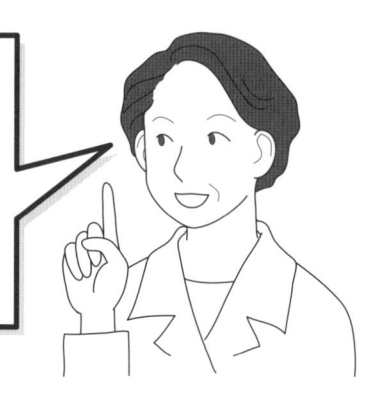

→「声かけ」は、気持ちと気持ちのコミュニケーションから生まれる

パンフレットなどで事前に説明を行なっていても、いざとなると遠慮してしまったり、利用者側も受け入れていただけなかったりするかも知れません。

円滑にケアを行なうことができるよう事前にイメージトレーニングをしたり、感染予防ができなかった場合はなぜできなかったのか振り返り、次につなげることも大切です。

声かけや気をつけることを、次頁にまとめてみました。これらを参考にして、利用者・介護スタッフ双方に気持ちのよい介護ケアを行ないましょう。

声かけや気をつけること

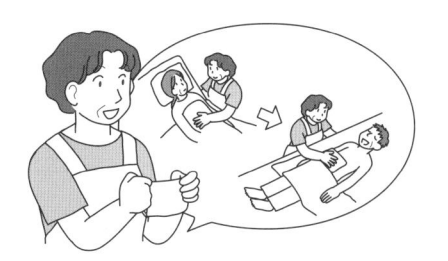

- 「今日はたくさんの人のケアをしてきたので、○○さんに病気が移らないようにマスクをしますね」

- 「体を拭くのに熱いお湯を使ってタオルを絞りますので、手袋をつけますね」

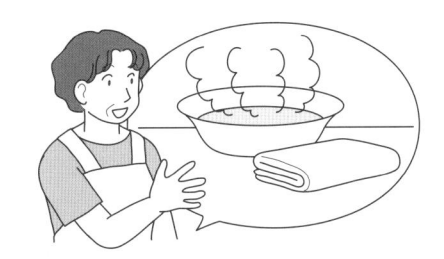

- 「インフルエンザが他で流行っていますので、○○さんに移らないようにマスクをつけますね」

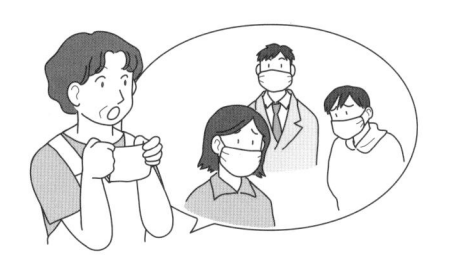

- 「今から準備をしますね」と声をかけて、ケアに使用する物品や予防物品など、全てを利用者の目の前に並べてから準備にとりかかる

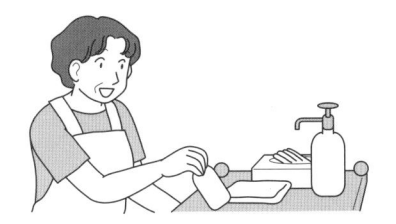

- 使い捨て手袋、エプロン、マスクなどはケアの"途中から"装着すると不愉快な気持ちを与えてしまうことがあります。考えられる感染を想定して、ケアの事前に装着することです。

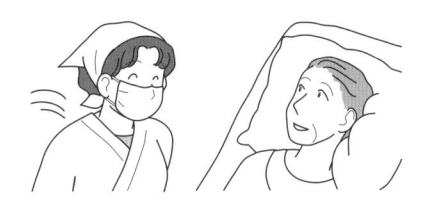

- 利用者や家族の疑問・質問に答えることができるよう、感染予防の知識を蓄えることにより、自信を持って介護を行なうことができます。

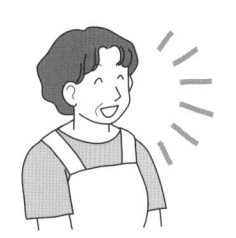

介護スタッフの悩み③

利用者様の病気を悪化させないためにも、感染症を早期発見できるようになりたいが…

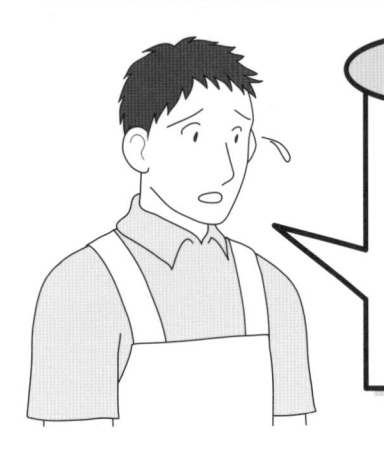

Q. MRSAだと症状から発見できずに、利用者様の病気が悪化してしまったことがありました。感染症を早期に発見するようになりたいのですが、知識がなく観察力に欠けてしまいます。

A. 症状から「感染症では？」と考察する力が必要ですね。すみやかに報告できるような知識が必要でしょう。
そのために、症状から考えられる感染症を頭の中で考察することができるよう、一度紙面に整理してみるのもよいでしょう。

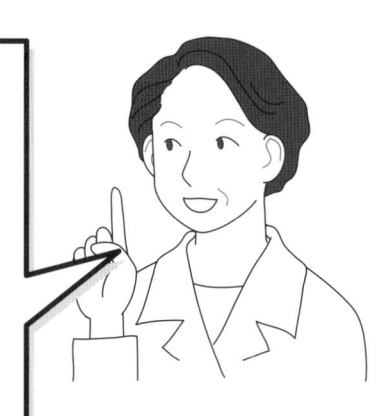

→疾患の知識を培って、観察力を養う努力を！

健康状態を考察するには「利用者や家族からの訴え」、症状や身の回りの環境などから「客観的データ」を総合して把握することが大事です。疾患の知識を日頃から得るよう努力をして、観察力を養いましょう。

自己判断をするのは避けますが、他のスタッフや事業所の責任者・医師、看護師などに相談するなどして早目の対応を取りましょう。

介護スタッフの敏速な対応が利用者の感染症の早期発見につながることであり大事なことと言えるのです。

情報をもとに柔軟な考察を！

●例1

利用者の訴え
「頭が痛い」「節々が痛い」

客観的情報
「38度以上の熱がある」

→インフルエンザの可能性あり

●例2

家族の訴え
「最近、体がかゆいんです」「（利用者が）体をシーツにこすりつけるように体を動かす」

客観的情報
「脇腹や手に赤い筋や発赤疹がある」

→疥癬の可能性あり

●例3

客観的情報
「発熱がある」「喀痰が膿性である」「創傷に発赤、悪臭、排膿がある」

→MRSAの可能性あり

●例4

利用者の訴え
「貝を食べた」「身内で気分が悪くて吐いた人がいた」

客観的情報
「発熱（高くても38℃台）」「嘔吐」「腹痛」「下痢」

→ノロウイルスの可能性あり

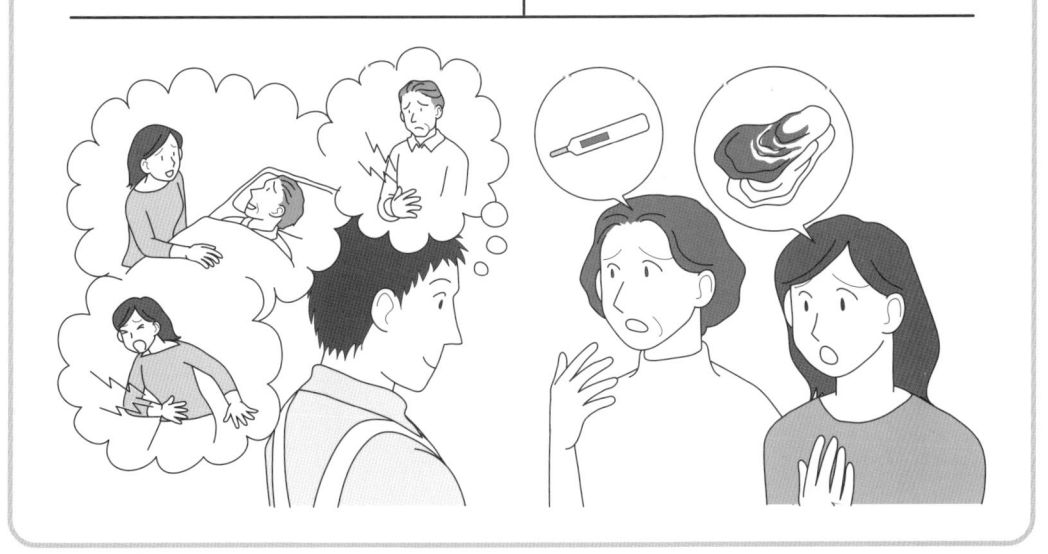

介護スタッフの悩み④

利用者様の感染の徴候を記録として残しておきたいが、その記載方法とは…？

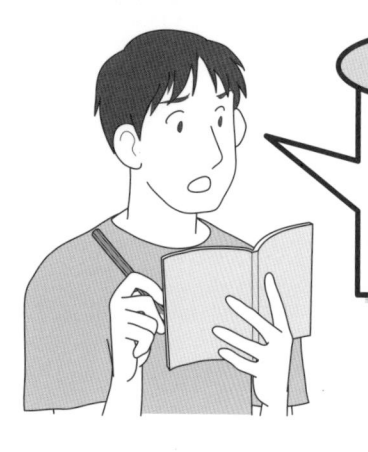

Q. 利用者様の感染の徴候を記録として残しておきたいと思いますが、どのように記載していいかわかりません。

A. 観察がしっかりとしても後にはつながりません。記録に残し、報告するということが介護スタッフとしては重要です。

在宅のケアになるとさまざまな人が関わります。口頭での連絡もひとつの手段ですが、形に残らないために間違いが生じやすく、チームとしての連携がとれず円滑にケアを行なうことができません。利用者様の情報がスタッフ全員で共有できることが大切です。

所属する事業所や団体によって書式や記録用紙などは違い、初回訪問の記録、訪問毎の記録、スタッフ間の連絡ノートの類まであります。

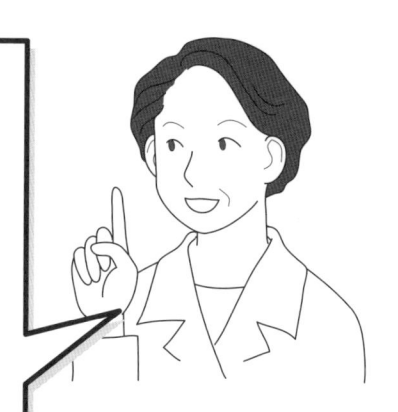

次頁に記録を書く時の注意点をまとめていますので、参考にしてください。

記録を書く時の注意点

　専門用語を無理に使用しなくても構いません。伝えたい情報が明確で皆で共有できることを念頭に記載しましょう。

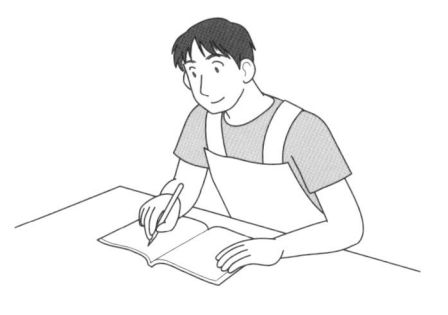

①「いつ」「どこで」を記載する

例／●13時に38℃の発熱あり
　　●ベッドから起き上がった時に嘔吐された、など

②利用者が訴えた言葉などの主観的情報をありのまま記載する

例／●「痛い」と訴えあり
　　●「寝る時に体がかゆいんです」と訴えあり、など

③客観的な情報・いつもと違うなと感じたことがあれば記載して継続して観察していかなければならない

例／●顔色不良
　　●せきが出る
　　●活気がない
　　●ほとんどベッドから出られない
　　●すり傷の傷口から緑色の排膿あり、など

④数値や記号など、または量など形式的に伝えることができるものは明確に記載すると分かりやすい

例／●縦2cm横1cmの創傷が右腕にあり
　　●中等量の下痢あり
　　●5回嘔吐あり、など

⑤ケアによる利用者の反応を整理して記載する

例／●入浴の際に右足の創傷の痛みを訴えた
　　●食欲がないので食事は少なめでいいと言われた、など

⑥次のケアにどのようにつなげるか

例／●悪化するようでしたら事業所の管理者に伝えて下さい
　　●右足に創傷がありますので入浴は中止して清拭にしてください、など

介護スタッフの悩み⑤

利用者様ご本人ではなく、ご家族が病原菌を保持している場合には…

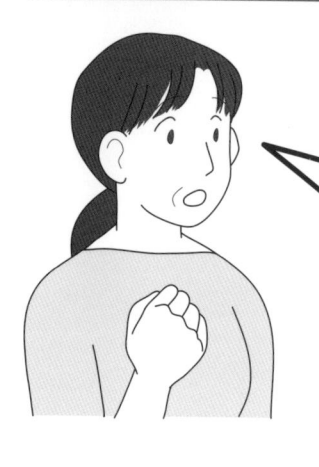

Q. 利用者様ご本人が感染を発症していなくても、ご家族が病原菌を保持している場合にどのように取り組むべきかを教えてください。

A. 在宅介護の利用者様は高齢者、寝たきりの高齢者、人工呼吸器やカテーテルなどを装着した医療需要の高い人がほとんどであり、感染しやすい（易感染状態）であると考えられます。そのため、健康な人では発症しない弱い病原菌にも日和見感染を起こす可能性があります。

独居でない限りご本人とそのご家族が共同生活を営んでおられます。また、24時間ほぼ付き添われていることも少なくありません。ご家族は利用者様と同じ環境下に置かれるわけであり、感染予防は家族が一体となって、ご本人とご家族をケアの1単位として指導、協力していただくことが大切です。

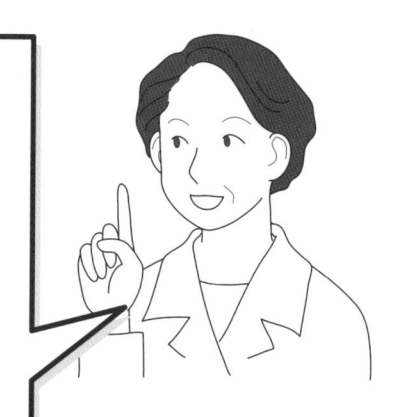

家族への感染予防の説明・指導

- 外出からの帰宅後は手洗い・うがいを、食事作りの前、トイレの後は手洗いを心がけましょう
- こまめに部屋の掃除を行ないます。不可能な場合はケア内容に取り組むようにしましょう
- 手の接触頻度の高いドアノブやベッド柵、イス、テーブル、杖、車椅子などはアルコール消毒液などで清拭するようにしましょう
- 家族は日頃から疲労をためないようにし、睡眠時間を十分にとることやバランスのとれた食生活で体力を保つことなどして病気にならないように健康管理を行なうようにします。また、訪問時に利用者だけではなく家族の健康状態も把握するように気をつけましょう
- 感染症の流行に備えて予防接種などの積極的な感染予防を行なうことも大切です
- もし、家族が感染症にかかってしまった時や疑われる場合は、利用者への感染に直結します。介護や調理の際に必ず手洗い・マスクをすすめましょう。また、医療機関での診察をすすめましょう。介護スタッフも同様です。
- 夏に多い食中毒の感染予防は、調理する際に手指や調理器具をいつも清潔に保つことです
- 介護スタッフ・家族は、指先などにケガをしないように気をつけます。創傷がある場合は絆創膏を貼るなど処置をすぐに実行します
- かかりつけの医師との連絡を密にしてすぐに診察、相談できるような関係を作りましょう

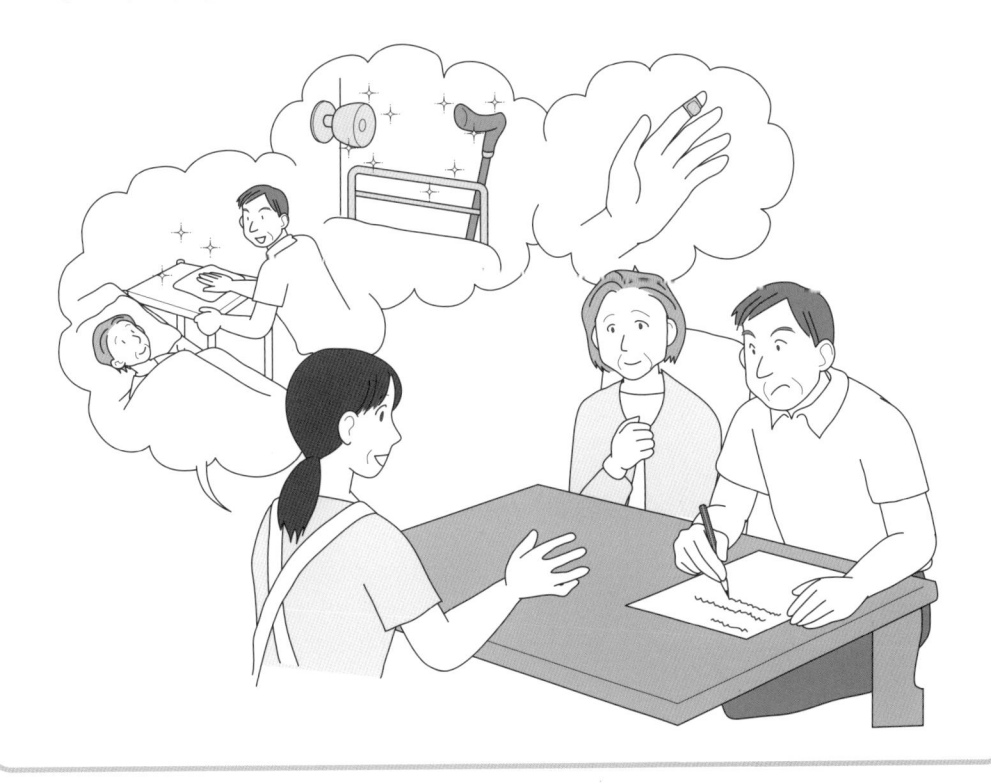

介護スタッフの悩み⑥

感染予防のための、エプロン・マスク・使い捨て手袋などの用品とは…？

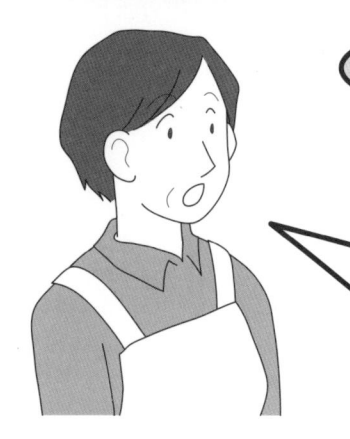

Q. 感染予防のために、介護者におすすめのエプロン・マスク・手袋などの用品は、どのようなものがあるのでしょうか？

A. 感染予防の用品は多種多様です。一つ一つに利点や欠点がありますので、その物の素材や特徴、何に対して有効なのかを理解して積極的に使用することが感染予防につながります。次頁はその一部を紹介します。

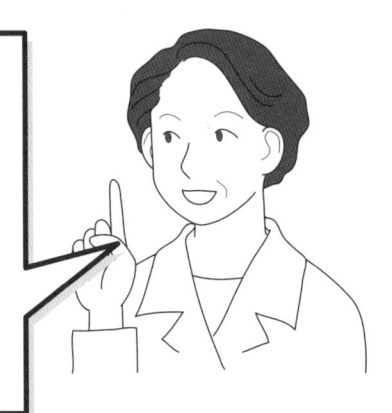

→感染予防用品は多種の中から適切なものを選びましょう

　感染症により、予防対策に用いる用品は異なってきます。マスクひとつでも、飛沫感染に適応するものや、空気感染に適応するものなどさまざまです。

　また、エプロンでは疥癬などに感染されている利用者のケアの場合は、プラスチックエプロンなどを使用しなければ、感染のリスクは高くなってしまいます。

　ケアマネージャーや責任者などから感染症の情報を得て、疾患と用途に適切な用品を準備して活用することが欠かせません。

感染予防に役立つ用品例

【マスク】

- **紙マスク、ガーゼマスク、不織布マスク**
  防水性がなく、インフルエンザなどの飛沫感染対策はできません。医療や介護施設には不適です。

- **サージカルマスク**
  防水性に優れています。飛沫感染用のマスクです。医療や介護施設向きです。

- **N95マスク**
  結核などの空気感染対策用のマスクです。

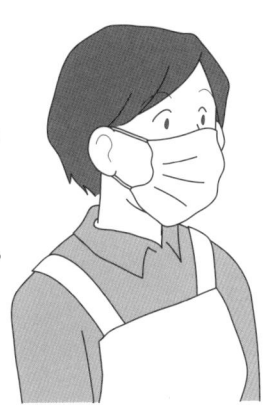

【エプロン】

- **布製のエプロン**
  共同で使用する場合は、エプロンの内側も汚染される危険性があります。また、血液や体液などの湿性物質に対しては弱いです。

- **プラスチックエプロン**
  頻回に交換したり、洗濯を行なう、または湿性物質による汚染度が高いことが予測される場合などは使い捨てのものを使用することをおすすめします。

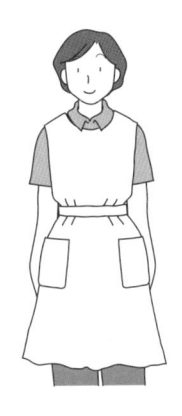

【手袋】

- **ラテックス製（パウダーあり、なし）**
  天然ゴムを使用したフィット性のある手袋です。柔軟性はありますが、強度は劣ります。ラテックスアレルギーなどのアレルギー体質がある場合は禁忌です。

- **プラスチック製（パウダーあり、なし）**
  柔軟性とフィット性は劣りますが、強度はラテックスより優れています。

- **ニトリル製（パウダーなし）**
  強度、耐薬剤性に優れているが、柔軟性に劣ります。アレルギー体質がある場合も使用できます。価格はもっとも高いです。

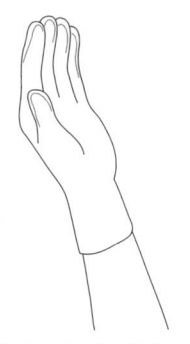

手の大きさに合わせてフィットするサイズを選ぶと、ケアも効率よく行なえます

介護スタッフの悩み⑦

尿道カテーテルを使用している人に対しての注意点とは…？

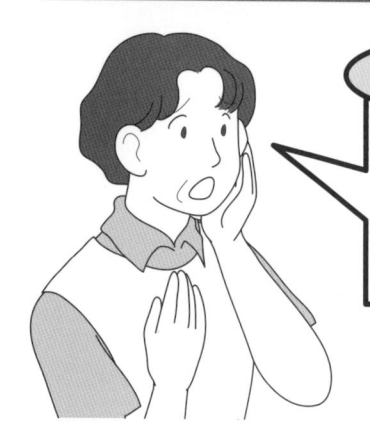

Q. 尿道カテーテルを使用している人は"感染しやすい状態"なのだと思いますが、どのようなところに注意するべきなのでしょうか？

A. 通常、尿は無菌ですが、尿道カテーテルを留置することは尿路感染が非常に起こりやすい状態にあるといえます。感染経路はカテーテル挿入部、カテーテルと集尿バックの接続部、排液チューブからであり、適正使用及び管理が、最も重要な尿路感染症対策です。

一般的には、尿路感染症は重篤化することはありませんが、易感染状態の利用者様では、まれに腎盂腎炎などを起こし重症になる場合があります。

腸管内に常在する細菌（大腸菌、腸球菌、緑膿菌、カンジタなど）が原因菌となることが多いですが、医療従事者や汚染器具を介してや、耐性菌などの常在菌（緑膿菌やセラチアなど）によるものも見られます。

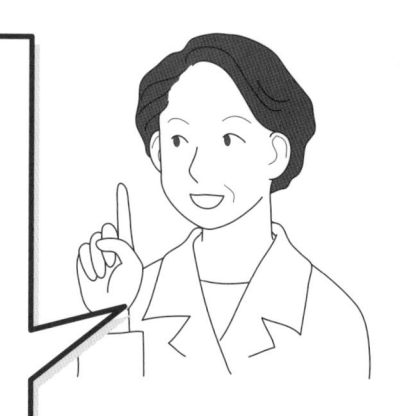

尿道カテーテルに関する注意点

- 手洗いと手指消毒を徹底し、カテーテル関連部位に接触する時は、使い捨て手袋を着用します。
- 尿の流れが閉塞しないようにします。尿道カテーテル・集尿バックのチューブがねじれていないか注意し、**尿が逆流しないように集尿バッグは常に膀胱より低い位置に置きます**。
- 集尿バックは床に触れないように固定します。
- 集尿バックの尿の廃棄は、バッグの排液チューブを開け、排尿口と集尿器を接触させないように行ないます。
- 尿を廃棄した後は、排液チューブ内に尿が停留しないように切り、アルコール消毒などをして収納します。
- 集尿バックに尿が貯まっていると細菌の培地になりやすいので、8時間毎には廃棄をしましょう。また、入浴前や排尿量が多い時などはそのつど、廃棄するようにします。
- 毎日、せっけんと温水で陰部の洗浄を行ない、排便後や分泌物がある場合はすみやかに処理し洗浄します。
- 尿もれ、尿の混濁・血尿、発熱、恥骨上の圧痛などがある時はすみやかに事業所や医師、看護師に報告するなどして対処します。
- 入浴後などは水分制限がなければ、水分の摂取をすすめます。
- 男性では、長期にわたり尿道カテーテルを足の方向へ固定すると慢性炎症や感染のために、尿道の一部に尿道皮膚瘻（尿道から皮膚へ穴があく）が発生しやすくなり、いったん発生すると治療は困難です。カテーテルは頭の方向に向けて下腹部に固定します。

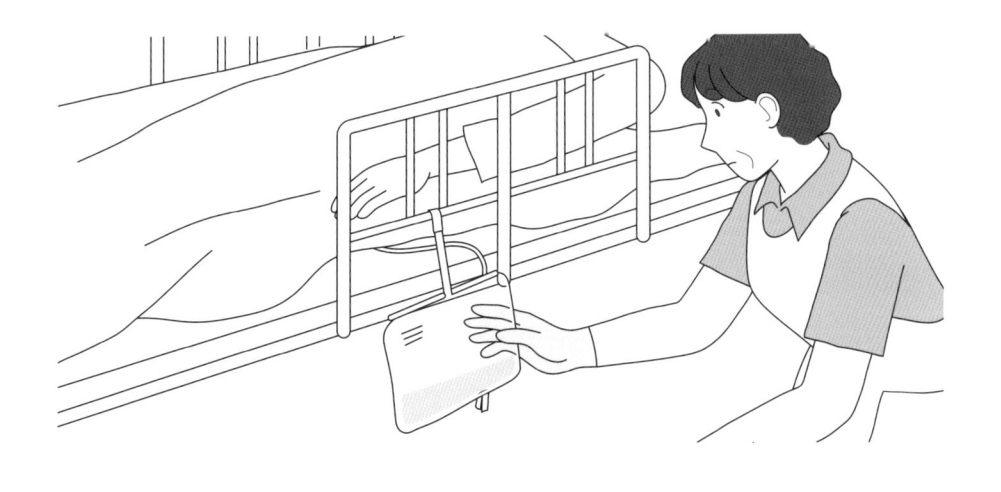

介護スタッフの悩み⑧

入浴介助時の感染予防とは…？

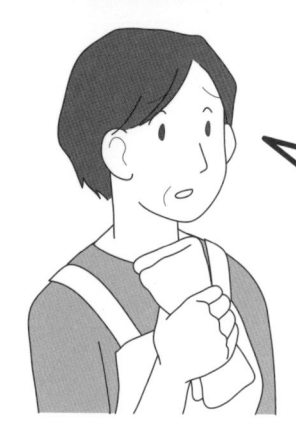

Q. 施設では大勢の人が浴室を使用したり、直接皮膚への接触もまぬがれません。入浴介助時に必要な感染予防を教えて下さい。

A. 巡回入浴車や在宅での入浴介助などの場合は、一回ごとにお湯を捨て、通常の洗剤で浴槽を洗えば特に問題はありません。共同で浴槽を使用する場合は、身体をせっけんでよく洗った後に入るように指導します。

入浴介助を行なう介護スタッフは、使い捨て手袋を着用すると滑る危険性がありますので感染症の有無に関わらず着用する必要性はありません。

利用者様の状態によって、入浴時の対応を考慮します。

次頁に入浴時の注意点を挙げましたので参考にして下さい。

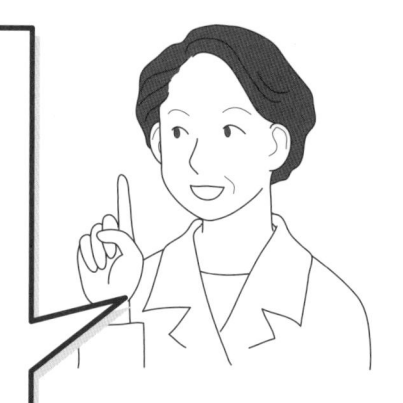

入浴介助時の注意点

入浴用具や小物類、タオル類はできるだけ利用者ごとにご家庭で用意してもらいます。

●褥瘡や創傷がある利用者には
・お湯が汚染するのを防ぐために可能な限り最後に入浴していただきます。
・創部を十分に洗浄を行なうか、創部を防水フィルムなどで保護してから入浴します。

●失禁がある利用者には
・お湯が汚染するのを防ぐために可能な限り最後に入浴していただきます。

●尿道カテーテルが留置されている利用者には
・膀胱より低い位置に置く
・貯まっている尿を破棄してから入浴します。クランプ（カテーテルからの尿の流出を止めること）の必要はありません。

●MRSAの利用者には
・保菌者の方を入浴から排除する根拠はありません。
・お湯が汚染するのを防ぐために可能な限り最後に入浴していただきます。

●疥癬の利用者には
・お湯が汚染するのを防ぐために可能な限り最後に入浴していただきます。
・通常の疥癬では、浴槽での感染の可能性は低いです。
・バスタオルや足拭きマットなどの共有はしてはいけません。

●白癬の利用者には
・お湯が汚染するのを防ぐために可能な限り最後に入浴していただきます。
・バスタオルや足拭きマットなどの共有はしてはいけません。

●肝炎ウイルス、ヒト免疫ウイルスの利用者には
・出血していなければ問題はありません。
・出血している場合は使い捨て手袋を使用します。
・創傷など出血がなければ、入浴は問題ありません。

●手指に創傷がある介護スタッフは
・防水フィルムなどを貼ります。
・手袋をやむをえなく使用する際は、滑らないように十分な注意が必要です。

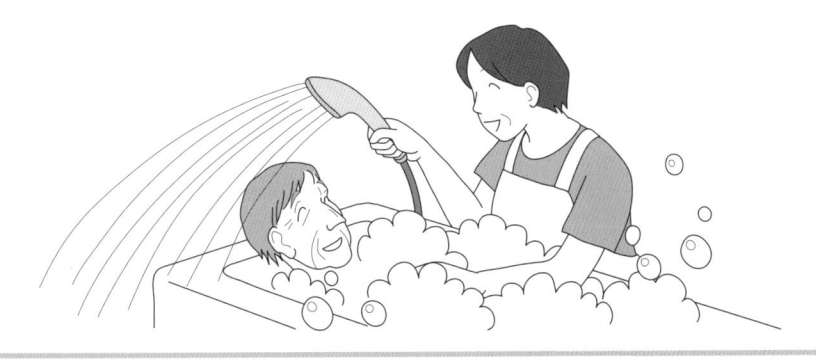

介護スタッフの悩み⑨

感染を予防するため、利用者様宅の掃除での注意点とは…？ また、環境整備についての注意点とは…？

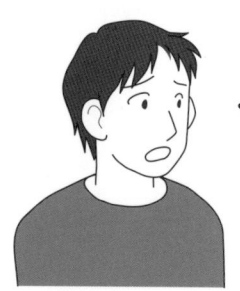

Q. 感染を予防するために利用者様宅の掃除はどのようなところに気をつけて行なうべきでしょうか？

A. 在宅介護での生活援助の中では掃除も大切なサービスの一つです。衛生面を整えて、健康によい環境作りをしたいものです。

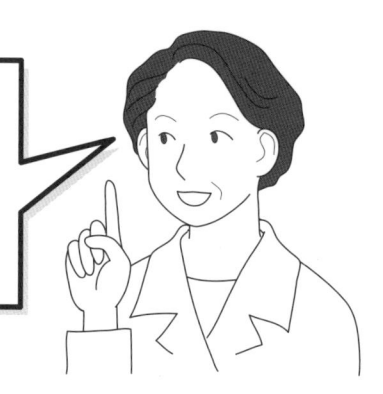

→感染予防のための環境整備について

- 台所を最初に最後はトイレ、などの順に掃除を行ないましょう。
- 直接風が利用者に当たらないようになど、利用者の状態を判断して窓を開け換気を行なって下さい。
- ちりやほこりを立てないようにします。フローリングなどの床はモップや雑巾がけにします。掃除機は排気口からほこりが出ますので必ず換気をしましょう。
- 汚れた水で汚染を広げないように水拭きをした後は乾いたモップや雑巾で水分を取ります。
- ドアノブ、ベッド柵、杖、車椅子など手の触れる回数が多いものは洗浄剤を使用したり、アルコール消毒をします。
- 血液や体液などが付着して汚染したものには手袋を着用し、ペーパータオルなどで静かに拭き取り、塩素系薬品で清拭します。
- 台所、洗面台、風呂場などはなるべく清潔にして乾燥した状態にすることが好ましいです。
- 冷蔵庫の中に入っている食材は賞味期限が切れた物や近い物がないか確認して、利用者に伝え、廃棄するなどします。

介護スタッフの悩み⑩

個人情報保護法の問題が心配です。特に気をつけるべき点を教えてください

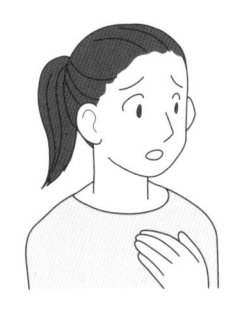

Q. 利用者様の感染症の有無の開示が必要な時、個人情報保護法の問題で、特に気をつけるべき点を教えてください。

A. 2004年から施行された個人情報保護法において、「あらかじめ同意を得た利用目的以外に本人に無断で個人情報を使用してはいけない」とされています。

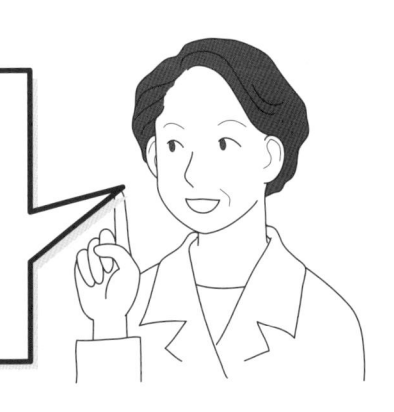

→個人情報の管理について

　情報を共有できたり、提供できる場合は以下です（事前に利用者本人や家族などに個人情報を用いることを説明し同意を文書で得るなどが必要です）。
- 利用者の健康管理のため
- 家族などへの病状説明
- 医療上、緊急の必要がある場合は、医療機関などに必要事項を提供
- サービスに関係する居宅介護支援事業者などと連携を図る場合など
- 利用者の介護サービスの向上のため
- 介護の質の向上のための施設内研修
- 介護サービスや業務の維持・改善の基礎データとして
- 外部の監査機関や評価機関などへの情報提供、など

付録 感染予防のさまざまな調査結果・研究報告・情報

感染予防のさまざまな調査結果・研究報告・情報①「手洗い実験の実施とその結果」

手洗い実験の実施とその結果（1）「実験計画の作成」

●実験計画の作成の目的

在宅ケアにおける感染は「接触によるダニ・ノミ」が、最も多く発生していて、その他に流行性角結膜炎や肝炎、結核の感染実態も見られた。実行可能で効果的な感染予防を実験で明らかにすることを目的とする。

決定実験項目	
	・たまり水と流水の手洗いの細菌除去効果
	・石鹸で流水と、流水だけの手洗いの細菌除去効果
	・手洗いの時間による細菌除去効果
	・消毒液による細菌除去効果

●実験方法の決定

常在菌を策定し、感染予防対応の前後、同条件で細菌培地に手指をつけて当日の内に細菌の培養を行なった。被験者は実験前2時間は手洗いを禁止。

●実験対象者の決定

対象者は一般人の大学生を被験者とした。1大学20名、計60名。また、シワのある高齢者と若者で差異の有無を検討するために老人クラブ10名も被験者とした。

●実験調査細菌の決定

実験は安全性と実効性を検討して常在菌にした。

・酵母菌	真菌	・バチルス	陽性桿菌
・糸状菌	真菌	・緑膿菌	陰性桿菌
・黄色ブドウ球菌	陽性球菌	・シュードモナス	陰性桿菌
・CNS	陽性球菌	・フラボバクテリウム	陰性桿菌
・ミクロコッカス	陽性球菌	・アシネトバクター	陰性桿菌
・エンテロコッカス	陽性球菌	・キサントモナス	陰性桿菌
・溶連菌	陽性球菌	・セラチア菌	陰性桿菌
・コネリバクテリウム	陽性桿菌		

●臨床検査事業所の所在

臨床検査事業所は右のとおり決定した。

（株）ビー・エム・エル　F＆Sリサーチセンター
登録衛生検査所　埼玉県第35号
住所：埼玉県川越市的場1361-1　電話：0492-32-0478

手洗い実験の実施とその結果（2）「予備実験の実施」

●予備実験の目的
・利き手と逆手では実験に差異がでるか…両手と利き手の実験データ比較
・手洗い後の乾燥をどのようにするのがよいか…ヘルパーが在宅で可能な方法で実施する

●予備実験の方法
被験者の条件は以下のとおり行なうこととする（人数は14名）

被験者利き手	流水	5秒	被験者利き手	石鹸流水	10秒
被験者利き手	流水	10秒	被験者利き手	石鹸流水	20秒
被験者利き手	流水	20秒	被験者両手	薬液	右手と左手
被験者利き手	たまり水	5秒	被験者両手	石鹸10秒後薬液	右手と左手
被験者利き手	たまり水	10秒	被験者両手	石鹸流水	右手と左手
被験者利き手	たまり水	20秒	被験者両手	石鹸流水	右手と左手
被験者利き手	石鹸流水	5秒	被験者両手	石鹸流水	右手と左手

●予備実験の分析
・石鹸で手洗いをした後の方が細菌が増加しているデータが出てきた
・手の乾燥方法に「髪のドライヤー」を使用した場合にはやはり、細菌が増加した
・両手で比較した結果利き手と逆手の差はなかった

本実験への改善策

・石鹸は新品を全ての実験で使用する

・手の乾燥に、髪のドライヤーは使用しない。また、実際に家庭の場で行なうことを前提として、『ティッシュ』で手洗い後は拭くようにする

・手は利き手で行なう

手洗い実験の実施とその結果（3）「本実験の実施」

●本実験の目的
・手洗い方法の差異による細菌除去の違い、効果的方法を明らかにする
・手洗い時間の差異による細菌除去の違いを解明し、最短の時間で効果が出る手洗い時間を明らかにする
・対象年齢による細菌除去の違いの有無を明らかにする

●本実験の方法
・準備段階で被験者には事前に説明し、文章にて「参加の了解」を受け取る
・手洗い方法はP43の「手洗い方法」を実行する

●本実験の対象者数と実験内容
対象者数と実験内容は、下の図表のとおりとする。

	実 験 内 容	人数
a.	石鹸と流水で5秒間手洗い、ティッシュで拭く	7人
b.	石鹸と流水で10秒間手洗い、ティッシュで拭く	7人
c.	石鹸と流水で20秒間手洗い、ティッシュで拭く	7人
d.	流水のみで5秒間手洗い、ティッシュで拭く	7人
e.	流水のみで10秒間手洗い、ティッシュで拭く	7人
f.	流水のみで20秒間手洗い、ティッシュで拭く	7人
g.	薬液吹きつけ、自然乾燥する	6人
h.	被験者老人で、流水のみで5秒手洗い、ティッシュで拭く	1人
i.	被験者老人で、流水のみで10秒手洗い、ティッシュで拭く	2人
j.	被験者老人で、流水のみで20秒手洗い、ティッシュで拭く	1人
k.	被験者老人で、石鹸と流水5秒手洗い、ティッシュで拭く	1人
l.	被験者老人で、石鹸と流水10秒手洗い、ティッシュで拭く	2人
m.	被験者老人で、石鹸と流水20秒手洗い、ティッシュで拭く	1人
n.	被験者老人で薬液を吹きつけ、自然乾燥する	2人
	計	58人

手洗い実験の実施とその結果（4）「本実験データの分析と結果」

●発育総菌の手洗前後差（前後）

右の図表は手洗い方法（時間、流水、石鹸、薬液）別に、手をそれぞれの方法で洗うことにより、手洗い前の細菌と手洗い後の細菌の差をT検定（二つの条件の値に差があるかどうかの検定）で分析したものです。

手洗い前後の培養細菌のある場合は＋方向、差がない場合には－方向にデータが標示されています。石鹸と流水間には優位差はなく、薬液のみが他の方法と有意な差（$P<0.05$・$P<0.01$に近いほど有意である）を認めました。

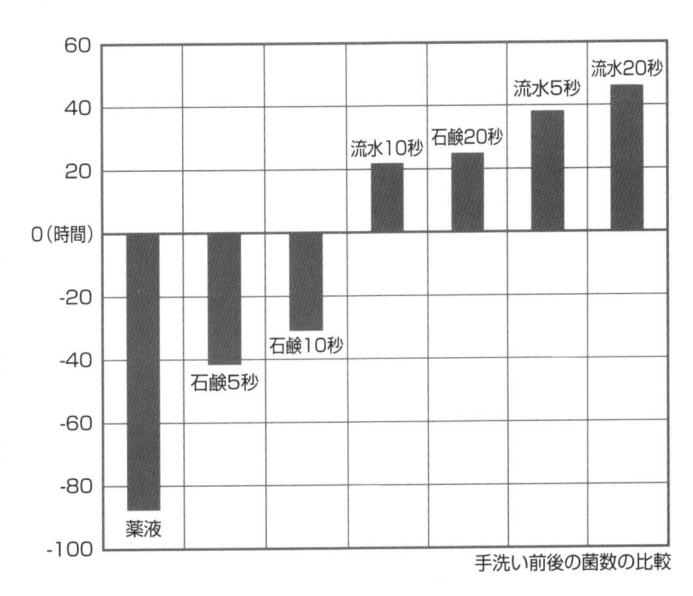

手洗い前後の菌数の比較

●手洗い前後の菌量比（前の菌量を100とした時の比率）

時間は考えずに流水・石鹸・薬液の手洗い方法三者で、手洗い前の細菌を100として、手洗い後の細菌量を比較しました。多重比較検定をした場合、流水と石鹸では有意な差は見られませんでした。

また、薬液と他の二法との間には有意な差は認められました。

右の図表は、手洗いの方法別残存菌の比率（手洗い前後）をまとめたものです。

手洗いの方法別残存菌の比較（手洗い前後）

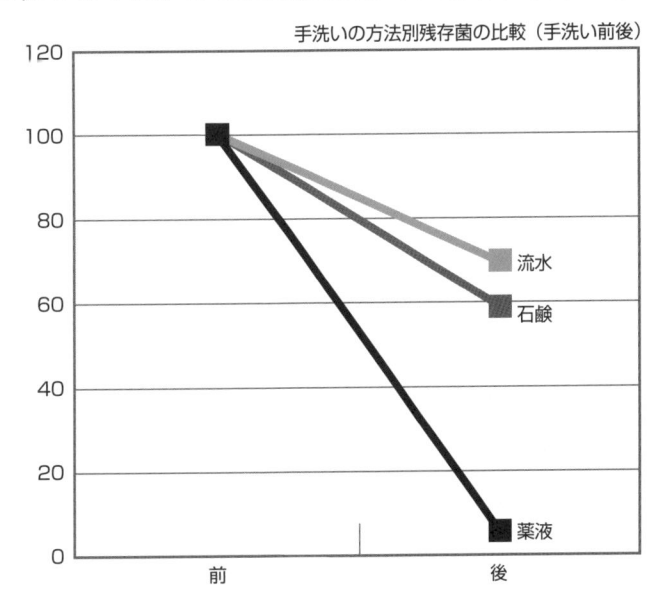

手洗い実験の実施とその結果(4)「薬液に関連する事柄」

●薬液による手洗い前後のCNS菌量の変化

薬液による手洗いが最も効果的であったが、手洗い後の菌量は、手洗い前の菌量に依存している。手洗い前の菌量が多い場合は、手洗い効果が低いことが示唆されます。MRSAによる感染も多発していることから、今回の結果は、呼吸器や点滴・導尿・腹膜透析など医療器具を使用している利用者へのケアは十分注意が必要であることが示唆されます。右の図表は、薬液による手洗い前後の菌量の比較をまとめたものです。被験者8人のいずれも、手洗い後にCNS菌量が減少しています。

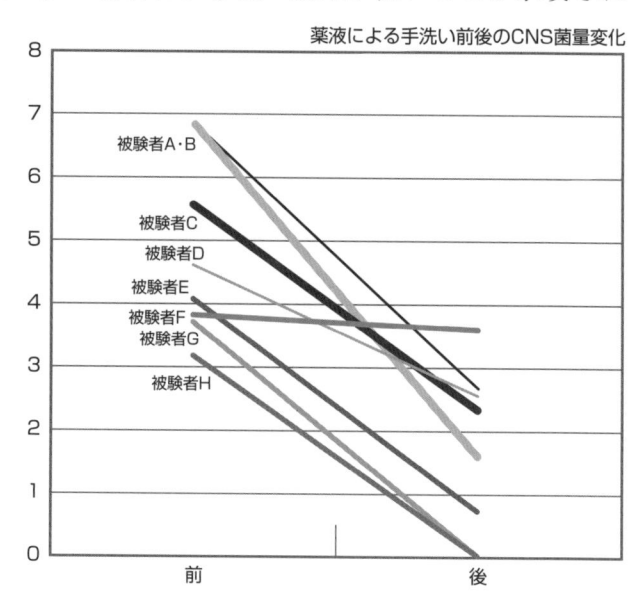

●薬液による消毒効果が見られたケースの割合

右の図表は薬液が菌に対する除去効果比較をまとめたものです。日和見感染を引き起こすCNS(コアグラーゼ陰性ブドウ球菌)に関しては有効ですが、黄色ブドウ球菌では消毒効果が見られたものは40%以下です。

常在菌であっても、多剤耐性菌が報告されていたり、日和見感染としても問題となっており、結膜炎や尿路感染などの起因菌となり得ます。

基本は100%菌が除去されなければなりません。

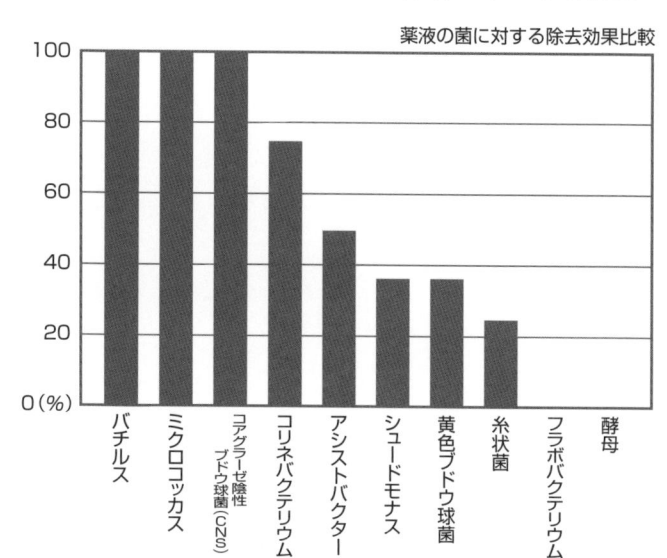

手洗い実験の実施とその結果（5）「総合的なまとめ」

●手洗いは流水より石鹸を、石鹸より薬液を使用するのが効果的

この実験からは以下が言えます。

①高齢者も若者もデータの差はなかった。そのため、皮膚の状態（シワなど）による手洗い結果の差も見られなかった

②流水手洗いと石鹸と流水手洗いは、時間による効果の差異は見られなかった

③流水および石鹸での手洗いは時間によらず効果が低い

④薬液による手洗いはある程度の効果が認められる

⑤日和見感染に対しては薬液による手洗いだけでは、感染予防対応は不十分である

手洗い実験の実施とその結果（6）「追加実験の実施」

●流水・石鹸での手洗いでは菌は完全に除去できない。また、薬液は2回噴霧でより菌の除去が進む

①手洗い長時間による細菌除去の変化をみる

3分間手洗いを流水と石鹸で行なった

→3分間手洗いを行なった場合でも、もともとの菌は完全には除去できない

②薬液石鹸による細菌除去の変化があるか

通常の石鹸ではなく「薬液石鹸」を使用した場合の効果

→流水と薬液石鹸で手洗い3分間しても、もともとの菌は完全に除去できない

③手洗い後の乾燥機による細菌増強変化の有無

施設に整備されている「乾燥機」の問題の有無に関して実験した

→薬液噴霧をして、施設の手の乾燥機を使用し乾燥させ、培地で検査を実施したが、乾燥機による細菌の増強はなかった

④噴霧した場合には、1回より効果があがるものか、それとも量ではなく、薬液自体の限界なのかについて確認する

薬液を1回噴霧と2回噴霧で細菌量を比較した

→薬液1回噴霧の菌除去より、2回噴霧することにより菌除去が進む

感染予防のさまざまな調査結果・研究報告・情報②「介護職の健康診断について」

●健康診断の項目内容について

　介護保険サービス事業者を対象とする「指定居宅サービス等の人員、設備及び運営に関する運営基準第31条」には「指定訪問介護事業者は、訪問介護員等の清潔の保持及び健康状態について、必要な管理を行わなければならない」と明記されています。

　事業者がヘルパーなどの職員を雇用する場合は、「労働安全衛生規則」に添って「雇入れ時健康診断」を受けさせなければなりません。必須の検査項目としては、次のとおりです。

①既往歴及び業務歴の調査
②自覚症状及び他覚症状の有無の検査
③身長、体重、視力、聴力の検査
④胸部エックス線検査
⑤血圧の測定
⑥尿中の糖及び蛋白の有無の検査
⑦貧血検査
⑧肝機能検査（GOT（AST）、GPT（ALT）、γ-GTP）
⑨血中脂質検査（血清総コレステロール、HDL-コレステロール、血清トリグリセライド）
⑩血糖検査
⑪心電図検査

　以上の項目中には感染症に関する検査は含まれていません。
　感染症の検査についての費用負担は大きく、事業所の判断で追加する所はほとんどないのが現状です。また、常勤者又は常勤者の3/4以上の勤務時間の者には「労働安全衛生規則第44条」にて、「一年に一回定期健康診断を行なわなければならない」と規定されています。
　この定期健康診断の検査項目も「雇入れ時健康診断」とほぼ同等ですが、感染症に関する項目は含まれていません。
　「定期健康診断」から除外されてる者（常勤の勤務する時間の概ね3/4以下で労働している者）は、自ら各市町村の保健所で実施している「一般健康診断」などの受診をして健康状態を把握することが必要です。

※全ての介護職の定期健康診断（感染症の検査も含めて）が行なわれるようにすべきでしょう。

感染予防のさまざまな調査結果・研究報告・情報③「感染時の対応法と関係機関への報告」

●施設内での感染発症時について
①感染発生時の対応及び、発症者と発生状況の把握・対応
　感染が発症した場合は発症者の救命と感染の原因を調査して拡大を防ぐ必要があります。新たな発症者の推移を把握し、感染経路を遮断するための対策、医療機関への受診や治療の勧奨、生活指導など必要な対処を行なうことが大切です。
②スタッフの健康状態の把握と対応
　スタッフの健康状態も把握して、必要なら就業制限や勤務調整が必要です。
③施設内の体制整備
　感染発症時のスタッフ間の連携作り、対応策が必要です。また、感染対策委員会などの積極的な介入スタッフを用意するなどして感染の発生、拡大を防止することも必要です。

●訪問介護サービスでの感染発症時について
①訪問介護サービスの中止
　原因などが判明するまで、当該ホームヘルパーの訪問介護サービスを全面的に中止し、感染拡大や二次感染防止に努めます。
②医療機関に診察
　速やかに当該ホームヘルパーを医療機関に診察させます。
③労災の申請
　受診する医療機関に担当者から労災の申請を行なう旨の連絡を入れます。
④労災保険の申請の書類の提出
　当該ホームヘルパーの感染に関する事実を詳細に聴取し、労災保険の申請の書類（「療養補償給付たる療養の給付請求書」様式第5号－業務上災害・労災保険指定医療機関用）を当該医療機関を経由して労働基準監督所へ提出します。
⑤事業所の産業医や衛生管理者などへの報告、相談
　事業所の産業医や衛生管理者などに報告、相談し指導を求めます（このような選任義務のない事業所は「地域産業保健センター」などに相談する）。
⑥市町村の介護保険担当部署への報告
　当該利用者や利用者家族のケアプランを担当する居宅介護支援事業所の介護支援専門員へ報告するのに合わせて、市町村の介護保険担当部署への報告も行ないます（「運営基準」第37条－事故発生時の対応－による）。

感染予防のさまざまな調査結果・研究報告・情報④「障害保険への加入」

● 感染症補償について

　民間の保険会社からサービス事業者対象の障害保険に「感染症補償」が近年増加してきています。対象となる感染症は、保険会社ごとに多少異なりますが以下のとおりになっています。

対象となる感染症	・肝炎 ・結核 ・皮膚感染症（疥癬、カンジダ症、白癬症、帯状疱疹、単純ヘルペスなど） ・腸管感染症（コレラ、腸チフス、細菌性食中毒など） ・HIV感染 ・MRSA　…など

● 障害保険の注意点

　補償は、死亡と入院が主で、通院治療に対する補償はありません。

　職員一人あたりの年間掛け金は事業所向け一般障害保険に年間300円前後の加算と低額ですが、注意しなければならないのは、感染症を発症したからといって補償金が支払われるのではありません。その多くが「労災上乗せ保障」になっているので、その点の注意が必要です。

【感染症が労災として認定される場合】
①感染経路の特定が必要
②介護と感染の因果関係を立証しなければならない

　施設系サービスと異なり在宅系のサービスは、感染経路の特定が困難である場合が多く、介護と感染の因果関係を立証するのも困難な状況があります。労災の認定外となる場合、障害保険が「労災上乗せ保障」であれば、当然のことながら不支給となります。そこで、現在、居宅介護サービス事業者の一部には、自社での感染症の補償を行なうように、社内規定を策定しようとの動きがあります。その場合の補償は特に、感染症の発症によるサービスを中止することによる休業補償と通院での治療費が主体となっています。

　このような事業所は事業所自体に資力があるか、親会社の後方支援によって初めて補償規定を策定することができるのであって大部分の事業者が事業所独自での補償ができる資力がないのが現状です。

協力者

みかわ医院 院長
三川武彦

服部メディカル研究所
伊藤将子

参考文献

- 在宅介護現場における介護職の感染症予防に関する調査研究小冊子：社団法人 長寿社会文化協会, 2003.
- 在宅介護現場における介護職の感染症予防に関する調査研究報告書：社団法人 長寿社会文化協会, 2003.
- 大久保 憲、島崎 豊：正しい根拠に基づいた介護施設感染防止対策, 第1版, 日総研出版, 2005.
- 米国疾病予防管理センター（CDC：Centers for Disease Control Prevention）：CDCガイドライン, 1996.
- 広瀬 千也子他：ケアのこころ シリーズ⑨ 感染とケア, 第2版, 株式会社インターメディカ, 2005.
- Grimes MJ：Infection control management form checklist & guidelines. Aspen Pudlishers, Maryland：8-10, 1996.
- 社会福祉士・介護福祉士の仕事がわかる本, 新版, 株式会社法学書院, 2004.
- ケアマネ・ホームヘルパーの仕事がわかる本, 改訂版, 株式会社法学書院, 2006.
- 今西 二郎、奥 亨：微生物学の要点, 改訂第2版, 株式会社金芳堂, 1998.
- 味澤 篤他：系統看護学講座 専門14成人看護学（10）アレルギー・膠原病患者の看護 感染症患者の看護, 医学書院, 1998.

著者

服部メディカル研究所所長

服部万里子（ハットリ マリコ）

　1969年、早稲田大学第二文学部卒業。看護師。1989年、看護師らで（株）服部メディカル研究所を設立。「医療・福祉・介護」の調査・研究・コンサルティング事業を行なっている。2001年、産能大学経営情報学研究科卒業（MBA取得）。2000年より城西国際大学教授（福祉総合学部　福祉経営学科教授）を経て、2007年4月より2012年3月まで立教大学コミュニティ福祉学部福祉学科教授。1999年NPO渋谷介護サポートセンターを設立し、ケアマネジャーとしても活躍中。日本介護支援専門員協会常任理事や渋谷区介護認定審査委員等も兼務している。

主な著書：「新版　介護ビジネス　実践ガイド」(PHP研究所)、「介護保険にかかるお金がわかる本」(中央経済社)、「図解でわかる　介護保険のしくみ」(日本実業出版社)、「老人保健施設の運営マニュアル集成」(綜合ユニコム)、「安心できる老人ホームをさがすために」(日経BP社)、「介護職のための医療的行為＆薬の基本完全ガイド」(ひかりのくに) 他、著書多数。

株式会社 服部メディカル研究所

〒150-0046
東京都渋谷区松濤1-1-3 松濤栄光ビル4F
TEL：03-3465-3147

本書のコピー、スキャン、デジタル化等の無断複製は著作権法上での例外を除き禁じられています。本書を代行業者等の第三者に依頼してスキャンやデジタル化することは、たとえ個人や家庭内の利用であっても著作権法上認められておりません。

ケアワーク・スキルアップ⑤
感染症・衛生管理の知識と心構え

2006年11月　初版発行
2017年7月　9版発行

著　者　服部万里子
発行人　岡本 功
発行所　ひかりのくに株式会社
〒543-0001　大阪市天王寺区上本町3-2-14　郵便振替 00920-2-118855　TEL06-6768-1155
〒175-0082　東京都板橋区高島平6-1-1　郵便振替 00150-0-30666　TEL03-3979-3112
ホームページアドレス　http://www.hikarinokuni.co.jp
印刷所　大日本印刷株式会社

©2006　乱丁、落丁はお取り替えいたします。

Printed in Japan
ISBN 978-4-564-43053-4 C3036
NDC369.17　80P　26×21cm